Katharina Brinkmann | Marcel Doll

50 Workouts für zu Hause

Fit, stark und beweglich
ohne Fitnessstudio

riva

Bibliografische Information der Deutschen Nationalbibliothek
Die Deutsche Nationalbibliothek verzeichnet diese Publikation in der Deutschen Nationalbibliografie. Detaillierte biblio-grafische Daten sind im Internet über https://dnb.de abrufbar.

Für Fragen und Anregungen
info@m-vg.de

Wichtiger Hinweis
Dieses Buch ist für Lernzwecke gedacht. Es stellt keinen Ersatz für eine individuelle medizinische Beratung dar und sollte auch nicht als solcher benutzt werden. Wenn Sie medizinischen Rat einholen wollen, konsultieren Sie bitte einen qualifizierten Arzt. Der Verlag und die Autoren haften für keine nachteiligen Auswirkungen, die in einem direkten oder indirekten Zusammenhang mit den Informationen stehen, die in diesem Buch enthalten sind.

Ausschließlich zum Zweck der besseren Lesbarkeit wurde auf eine genderspezifische Schreibweise sowie eine Mehrfachbezeichnung verzichtet. Alle personenbezogenen Bezeichnungen sind somit geschlechtsneutral zu verstehen.

Originalausgabe
3. Auflage 2024

Türkenstraße 89
80799 München
Tel.: 089 651285-0

Umschlaggestaltung: Manuela Amode, München
Bildnachweis: Illustrationen auf dem Umschlag und im Innenteil: evoletics – ein Produkt der science on field GmbH
Layout: Deborah Herzog, www.alpsee-design.de
Satz: Andreas Linnemann, München
Druck: Florjančič Tisk d.o.o., Slowenien
Printed in the EU

ISBN Print 978-3-7423-1862-6
ISBN E-Book (PDF) 978-3-7453-1580-6
ISBN E-Book (EPUB, Mobi) 978-3-7453-1581-3

Inhalt

Warum zu Hause trainieren?

Wer fit, stark und schlank sein möchte, muss jeden Tag ins Fitnessstudio, oder? Falsch! Auch zu Hause kannst du Muskeln aufbauen, deine Kraft steigern und dich richtig auspowern. Das Training in den eigenen vier Wänden hat dabei einige Vorteile:

- **Du bist nicht von einem Fitnessstudio abhängig.** Wenn du zu Hause trainierst, musst du dich nicht von Öffnungszeiten, Schließungen an Feiertagen oder Lockdowns vom Training abhalten lassen. Du kannst auch auf Reisen oder bei schönem Wetter im Freien trainieren.
- **Du sparst Geld.** Eine Mitgliedschaft im Fitnessstudio kann ganz schön teuer sein. Beim Training zu Hause sparst du dir diese monatliche Ausgabe.
- **Du sparst Zeit.** Nicht nur der Mitgliedsbeitrag entfällt beim Homeworkout, sondern auch der Anfahrtsweg. Vielleicht kannst du deinen Schweinehund sogar noch öfter überwinden, wenn du zum Training nicht mehr das Haus verlassen musst?
- **Dein Training lässt sich leichter in den Alltag integrieren.** Wer hat schon Zeit für stundenlange Sporteinheiten? Homeworkouts können auch kurz und knackig sein, wie zum Beispiel die 7-Minuten-Workouts ab Seite 58.
- **Dein Training ist vielfältig.** In diesem Buch findest du Workouts für den ganzen Körper und für spezielle Körperbereiche, kurze Challenges und längere Einheiten, Übungsreihen für die Beweglichkeit, schweißtreibende Tabata-Intervalle und entspannende Yogaflows.
- **Du brauchst kaum Hilfsmittel.** Maschinen, Hanteln, Geräte – all das ist für ein effektives Training nicht notwendig. Übungen mit dem eigenen Körpergewicht sind sehr intensiv und für noch mehr Abwechslung kannst du einen Tisch, einen Stuhl oder im Freien einen Ast als Trainingsgerät nutzen. Die einzigen Hilfsmittel, die du unbedingt brauchst, sind eine Matte, bequeme Kleidung und ein Timer (zum Beispiel auf dem Smartphone).
- **Du trainierst funktionell und alltagstauglich.** Deine Workouts für zu Hause bestehen zum Großteil aus Eigengewichtsübungen. Bei diesen Übungen ist der ganze Körper aktiv und es müssen mehrere Muskelgruppen zusammenarbeiten. Das lässt dich Bewegungen im Alltag besser und effektiver meistern.

Mit einfachen Regeln zum Erfolg

Damit du dein volles Potenzial ausschöpfen kannst und verletzungsfrei trainierst, solltest du die folgenden Regeln beachten:

- **Setze dir Ziele.** Warum möchtest du trainieren? Was willst du erreichen? Wenn du ein klar definiertes Ziel hast, fällt es dir leichter, dich zu motivieren und die richtigen Workouts auszuwählen.
- **Trainiere regelmäßig.** Beim Sport ist Regelmäßigkeit der Schlüssel zum Erfolg. Plane am besten schon im Voraus, an welchen Tagen du wie lange trainieren möchtest.

- **Achte auf die korrekte Bewegungsausführung.** Mit der richtigen Technik wird dein Workout effektiver und du vermeidest Fehlbelastungen. Lies dir die Übungsbeschreibungen ab Seite 110 deswegen immer genau durch.
- **Wähle die richtige Trainingsintensität.** Ohne Anstrengung gibt es keinen Trainingsfortschritt. Du solltest dir jedoch für den Anfang auch nicht zu viel vornehmen. Die ideale Intensität ist ein schmaler Grat zwischen Über- und Unterforderung.
- **Vergiss die Regeneration nicht.** Deine Muskeln brauchen Erholungspausen, damit die notwendigen Anpassungsprozesse stattfinden können, die für langfristigen Trainingserfolg nötig sind. Dehnen, einen Spaziergang machen oder in die Sauna gehen können die Regeneration fördern.
- **Trainiere nicht bei Schmerzen.** Achte auf die Signale deines Körpers. Wenn du bei manchen Übungen Schmerzen spürst, solltest du andere wählen.
- **Konzentriere dich.** Schalte dein Smartphone aus, sage deiner Familie, sie soll dich nicht stören, und dann leg los! Bündel deine ganze Konzentration auf das Workout. Nur so kannst du das Maximum aus dir rausholen.

Wie die Workouts aufgebaut sind

Jedes Training braucht eine Struktur. Dein Workout beginnt grundsätzlich mit einer kurzen Mobilisation als ein Teil des Warm-ups. Der Mobilisation folgen Übungen, die den Kreislauf in Schwung bringen und den Körper auf die kommende Belastung vorbereiten. Im eigentlichen Workout darfst du dann alles geben, denn hier werden die notwendigen Trainingsreize gesetzt. Mit Dehnübungen für mehr Beweglichkeit und eine schnellere Regeneration schließt du dein Workout ab.

Sätze, Wiederholungen und Belastungszeit

Neben der Auswahl der Übungen ist die Intensität deines Trainings von vier Faktoren abhängig. Ganz nebenbei geben diese dem Workout auch seine Struktur. Stell dir jeden dieser Faktoren als eine kleine Stellschraube vor, an der du drehst, um die Intensität zu steigern oder auch zu reduzieren. Lass uns zunächst mit der Wiederholungszahl und der Belastungszeit beginnen. Bei allen Übungen, bei denen es sinnvoll ist, die Wiederholungen zu zählen, ist beim Trainingsplan eine Wiederholungszahl angegeben. Werden Körperseiten oder -teile, beispielsweise Arme und Beine, separat voneinander trainiert, gilt die Wiederholungszahl nur für eine Seite. Du führst beispielsweise den seitlichen Ausfallschritt zunächst 15-mal zur rechten Seite aus und wiederholst ihn mit der gleichen Wiederholungszahl zur linken Seite. Bei manchen Übungen – vor allem bei den Ausdauerübungen oder bei statischen Haltepositionen wie dem Unterarm- oder Seitstütz – ist es sinnvoller, sich statt an der Wiederholungszahl an der Belastungszeit zu orientieren. Diese ist bei den einzelnen Workouts zu den entsprechenden Übungen in der Tabelle angegeben. Auch bei der Belastungszeit gilt die Angabe je Körperseite.

Des Weiteren findest du in der Tabelle bei den Workouts nach jeder Übung beziehungsweise nach der Ausführung für eine Körperseite die Angabe einer Pausenzeit. Eine kurze Erholung ist erlaubt. Führst du beispielsweise eine Kniebeuge mit der angegebenen Wiederholungszahl aus, legst du anschließend die angegebene Pause ein und gehst dann zur nächsten Übung, etwa dem Liegestütz, über. Womit wir direkt zur Übungsabfolge kommen. Es gibt verschiedene Möglichkeiten, Übungen aneinanderzureihen. In diesem Buch werden die die Trainingsformen Satztraining, Zirkeltraining und Tabata angewandt.

Satztraining: Im Satztraining wird jede Übung für zwei bis drei Sätze wiederholt. Das heißt, nach 15 bis 20 Wiederholungen folgt eine kurze Erholungspause, danach wird dieselbe Übung wiederholt und somit auch die gleiche Muskelpartie erneut beansprucht. Der Erschöpfungsgrad der einzelnen Muskelgruppen ist in diesem Fall temporär größer, was vermuten lässt, dass der Kraft- und Muskelzuwachs hier effektiver trainiert wird.

Zirkeltraining: Beim Zirkeltraining werden die Übungen direkt hintereinander ausgeführt. Meist sind es sechs bis zehn Übungen, die mit einer Pause von 15 bis 30 Sekunden relativ zügig absolviert werden. Im Kraftausdauerbereich werden in der Regel 15 bis 20 Wiederholungen je Übung trainiert. Im Zirkeltraining kommen neben dem Muskelaufbau also auch die kardiovaskulären Effekte zum Tragen. Hier gilt: Abwechslung ist das A und O. Der Körper benötigt ständig neue Reize, um sich weiterzuentwickeln. Deswegen gibt es sowohl Workouts mit Angabe der Satzzahl als auch im Zirkelmodus.

Tabata: Eine weitere Trainingsform ist Tabata, eine Form des hochintensiven Intervalltrainings, kurz: HIIT. Grundsätzlich ist Tabata auch eine Form des Zirkeltrainings. Aufgrund der hohen Intensitäten ist es ein besonders geeignetes Herz-Kreislauf-Training und Antrieb für die Fettverbrennung. Ein Tabata besteht aus acht Intervallen und dauert nicht länger als 4 Minuten. Ein Intervall bedeutet 20 Sekunden maximale Belastung und anschließend 10 Sekunden Erholung, bevor die nächsten 20 Sekunden mit hochintensivem Training folgen. Die Übungen bei den Tabata-Workouts (siehe Seite 84 und 86) werden – im Gegensatz zum Satz- und Zirkeltraining – immer nach Belastungszeit ausgeführt. Ziel ist es hier, im vorgegebenen Zeitraum so viele Wiederholungen wie möglich zu schaffen. Grundvoraussetzung für den versprochenen Trainingserfolg sind maximale Motivation und volle Ausbelastung.

Warm-up und Cool-down

Für ein verletzungsfreies und effektives Training ist es unerlässlich, dass du deinen Körper auf die Trainingsbelastung einstellst. Wärme deinen Körper vor dem Training also auf und mobilisiere Muskulatur, Gelenke, Sehnen und Bänder. Das sind nur wenige Minuten, in denen du dich und deinen Körper auf das Training einstimmst. Vielleicht hast du sogar einen Crosstrainer, ein Ergometer oder ein Laufband zu Hause. Aber natürlich brauchst du für das Warm-up keine Geräte: Die Übungen Anfersen, Sprinten auf der Stelle und Hampelmann eignen sich ebenso gut, um den Kreislauf in 5 bis 10 Minuten in Schwung zu bringen. Außerdem solltest du deinen Körper mit einigen Mobilisationsübungen auf das Training vorbereiten. Die Übungen Schulterkreisen auf Seite 126, Ausfallschritt mit Rotation auf Seite 134, Katze und Kuh auf Seite 134 und Pyramide auf Seite 134 sind dafür ideal. Führe jede Übung am besten 30 Sekunden lang aus.

Nach dem Training kann ein Cool-down mit Dehnübungen sinnvoll sein, damit du dich optimal regenerierst. Wähle dazu mindestens vier Übungen ab Seite 124 aus und halte die Dehnungen mindestens 30 Sekunden. So gibst du deinem vegetativen Nervensystem Gelegenheit, deinen Körper zu beruhigen und zu entspannen.

Ausdauerübungen

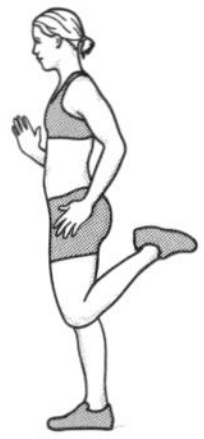

Anfersen

Mit einer aufrechten Körperhaltung auf der Stelle laufen und dabei bei jedem Schritt die Ferse zum Po führen. Die Arme gegengleich mitnehmen.

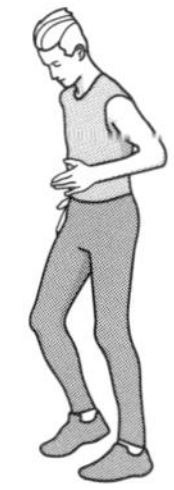

Sprinten auf der Stelle

Auf der Stelle sprinten. Dabei eine aufrechte Körperhaltung beibehalten. Die Arme gegengleich mitnehmen.

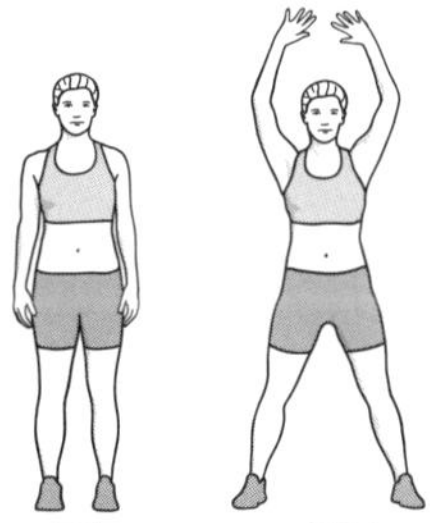

1 2

Hampelmann

1. Einen aufrechten, hüftbreiten Stand einnehmen. Die Arme sind angelegt.
2. Mit einem Sprung in einen mehr als schulterbreiten Stand werden die Hände über dem Kopf zusammengeführt. Danach wieder zurück in die Ausgangsposition springen.

Die Workouts

1

1 Ganzkörpertraining 1 für Einsteiger

Benötigte Hilfsmittel: keine
Trainingsdauer: 20 Minuten
Trainingsmodus: Zirkeltraining

1 2 3

	Übungen	Wiederholungen/ Belastungszeit	Pause in Sek.	Sätze	Intensität	Seite
1	Kniebeuge	15 Wdh.	20	3	1	119
2	Crunch aus dem Vierfüßlerstand	15 Wdh.	20	3	1	116
3	Seitstütz mit abgelegten Knien	30 Sek.	20	3	1	112
4	Schwimmer	15 Wdh.	20	3	1	118
5	Ausfallschritt	15 Wdh.	20	3	1	120
6	Liegestütz mit abgelegten Knien	15 Wdh.	20	3	1	114

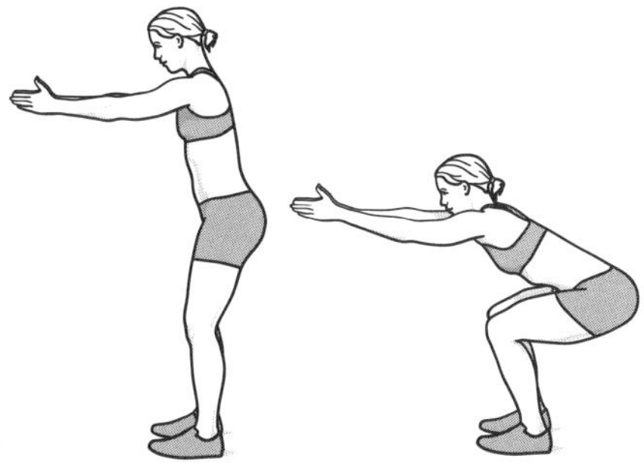

1 Kniebeuge

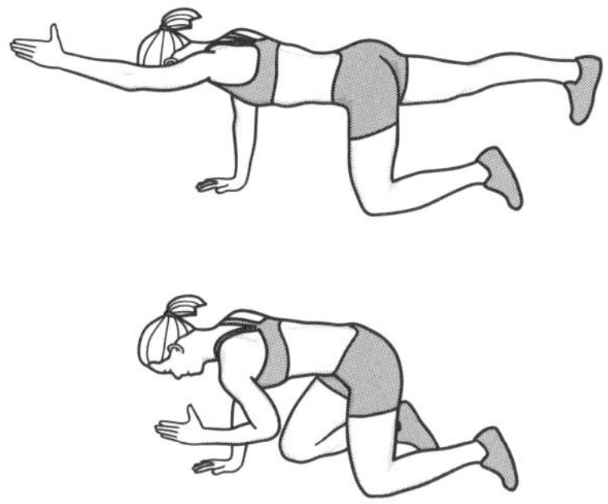

2 Crunch aus dem Vierfüßlerstand

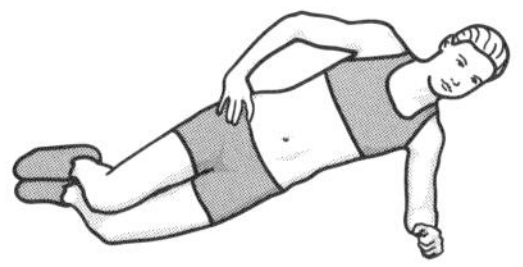

3 Seitstütz mit abgelegten Knien

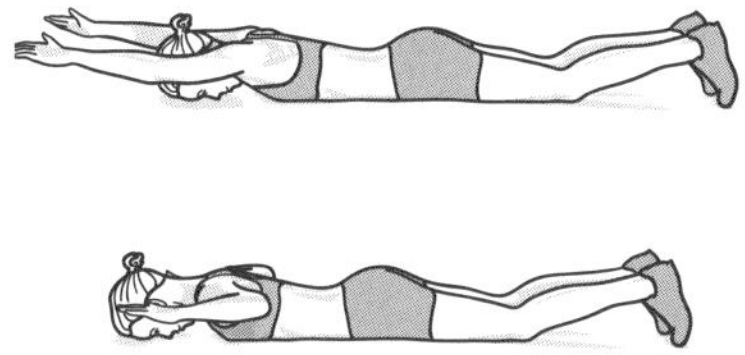

4 Schwimmer

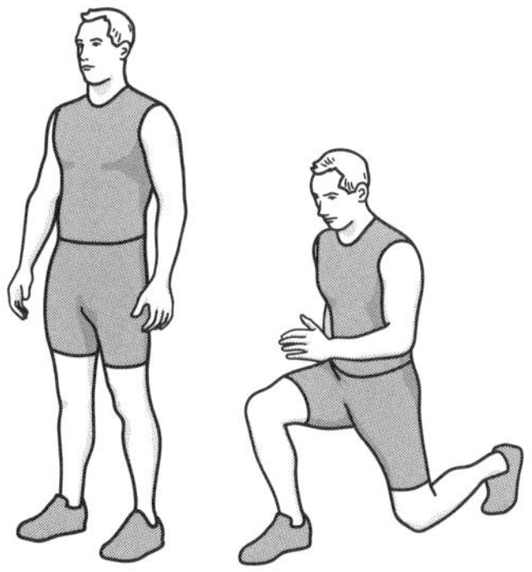

5 Ausfallschritt

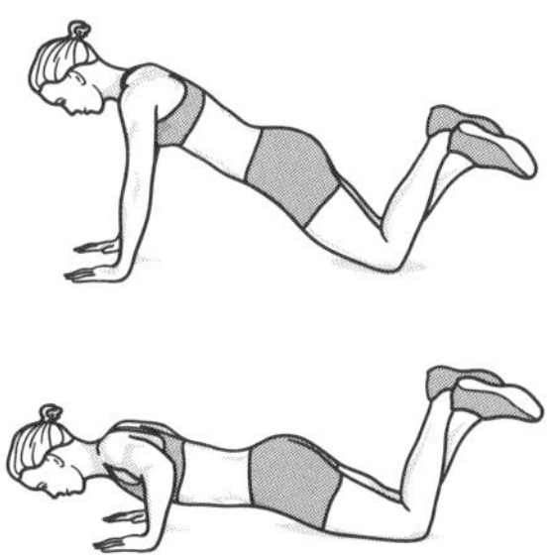

6 Liegestütz mit abgelegten Knien

2 Ganzkörpertraining 2 für Einsteiger

Benötigte Hilfsmittel: Handtuch, Stuhl oder stabile Kiste
Trainingsdauer: 20 Minuten
Trainingsmodus: Zirkeltraining

1 2 3

	Übungen	Wiederholungen/ Belastungszeit	Pause in Sek.	Sätze	Intensität	Seite
1	Gleitender Ausfallschritt	15 Wdh.	20	3	2	121
2	Zweipunktvierfüßler	30 Sek.	20	3	1	115
3	Dip	15 Wdh.	20	3	1	111
4	Gleitender Beincurl	15 Wdh.	20	3	1	121
5	Liegende Rumpfrotation mit angewinkelten Beinen	30 Sek.	20	3	1	161
6	Armschere in der Kniebeugenposition	30 Sek.	20	3	1	120

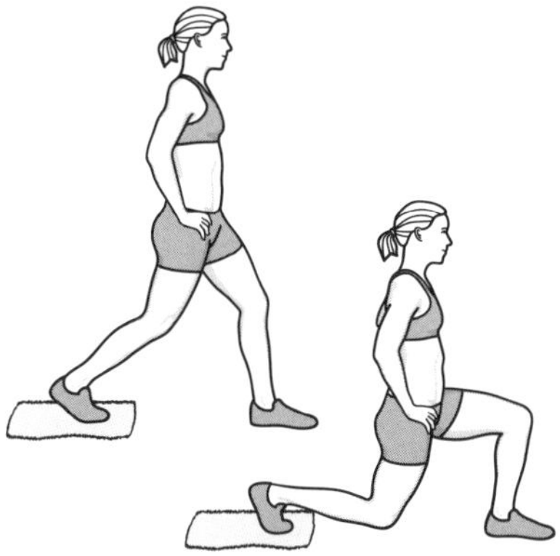

1 Gleitender Ausfallschritt

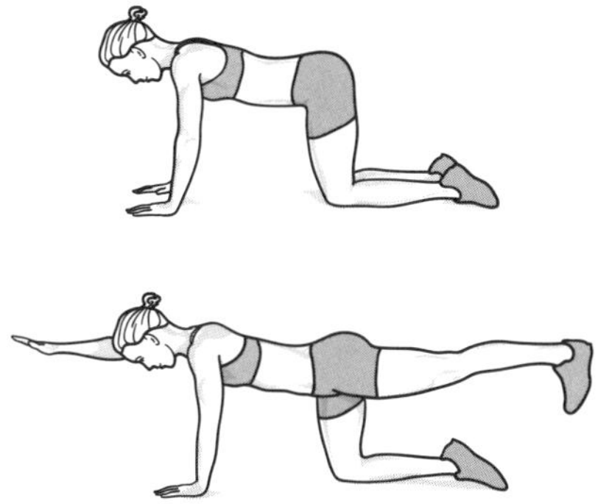

2 Zweipunktvierfüßler

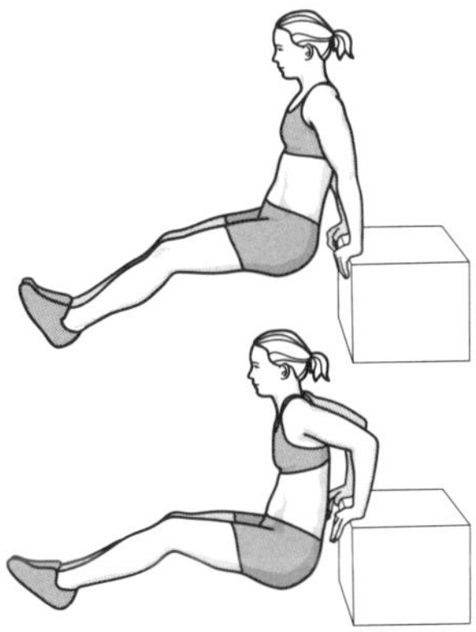

3 Dip

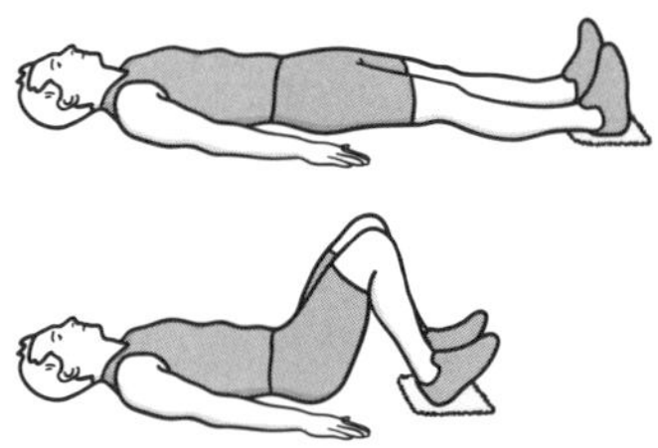

4 Gleitender Beincurl

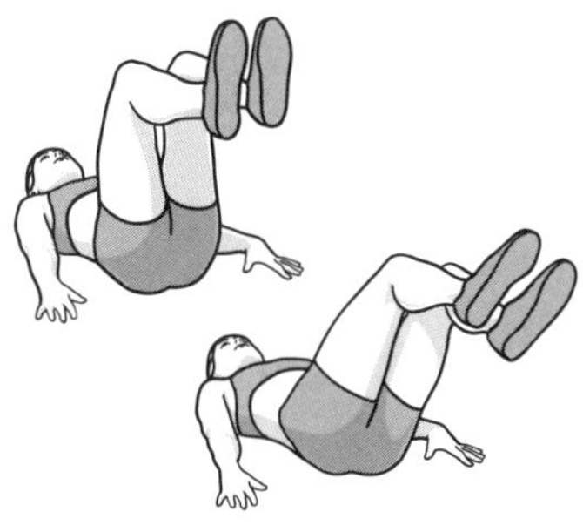

5 Liegende Rumpfrotation mit angewinkelten Beinen

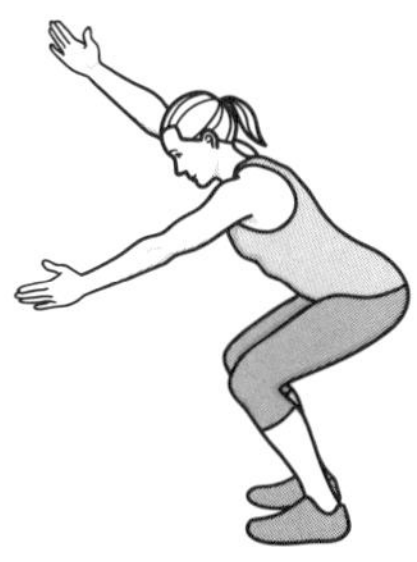

6 Armschere in der Kniebeugenposition

3 Ganzkörpertraining 3 für Einsteiger

Benötigte Hilfsmittel: keine
Trainingsdauer: 20 Minuten
Trainingsmodus: Zirkeltraining

1 2 3

	Übungen	Wiederholungen/ Belastungszeit	Pause in Sek.	Sätze	Intensität	Seite
1	Hampelmann	30 Sek.	20	3	1	7
2	Frontstütz mit Armheben	30 Sek.	20	3	1	114
3	Beckenheben	15 Wdh.	20	3	1	122
4	Seitstütz mit abgelegten Knien	30 Sek.	20	3	1	112
5	Sprinten auf der Stelle	30 Sek.	20	3	1	7
6	Crunch	15 Wdh.	20	3	1	115

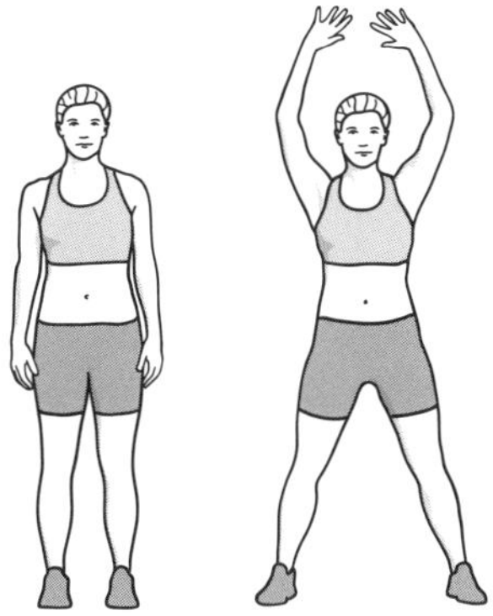

1 Hampelmann

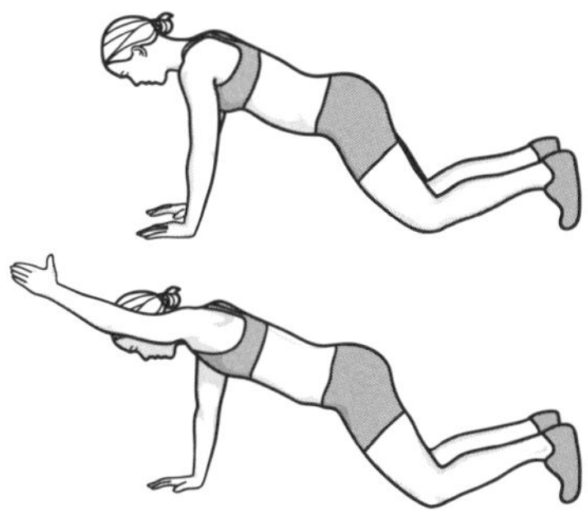

2 Frontstütz mit Armheben

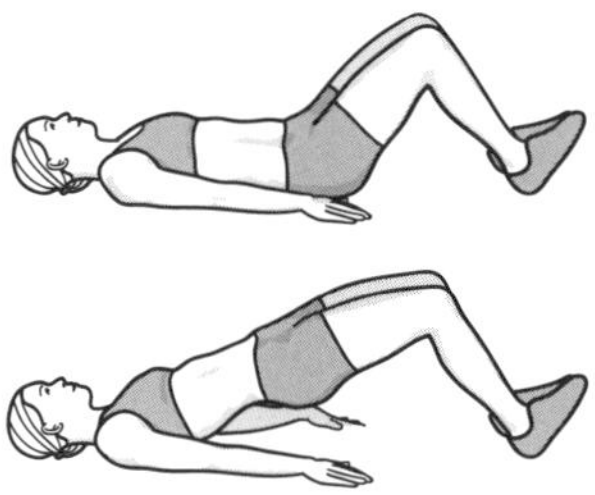

3 Beckenheben

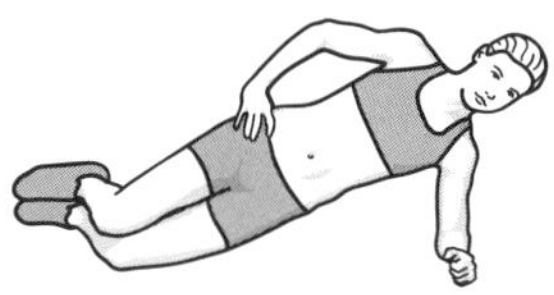

4 Seitstütz mit abgelegten Knien

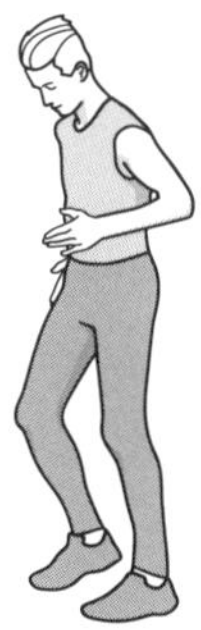

5 Sprinten auf der Stelle

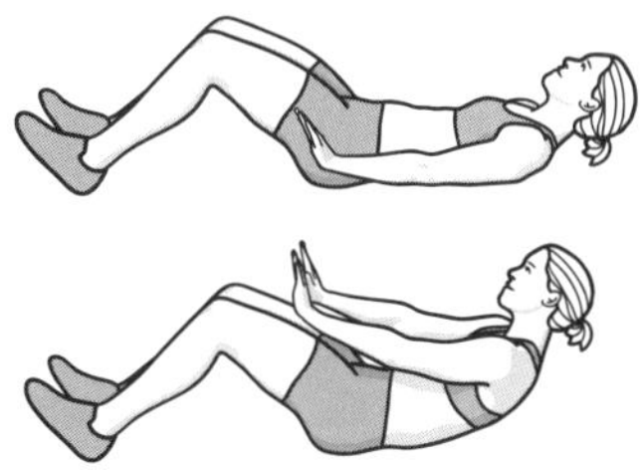

6 Crunch

4 Ganzkörpertraining 4 für Einsteiger

Benötigte Hilfsmittel: Handtuch
Trainingsdauer: 20 Minuten
Trainingsmodus: Zirkeltraining

1 2 3

	Übungen	Wiederholungen/ Belastungszeit	Pause in Sek.	Sätze	Intensität	Seite
1	Scherensprung	30 Sek.	20	3	1	123
2	Wechselndes Bein-strecken in Rückenlage	30 Sek.	20	3	1	117
3	Handtuchziehen über Kopf	30 Sek.	20	3	1	110
4	Zweipunktvierfüßler	30 Sek.	20	3	1	115
5	Sprinten auf der Stelle	30 Sek.	20	3	1	7
6	Diagonaler Crunch	15 Wdh.	20	3	1	116

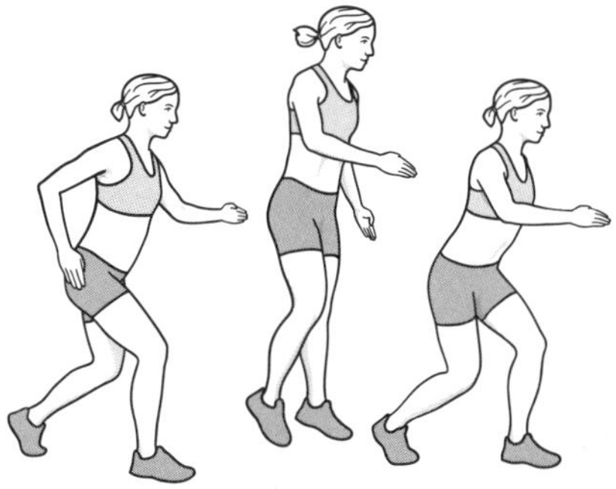

1 Scherensprung

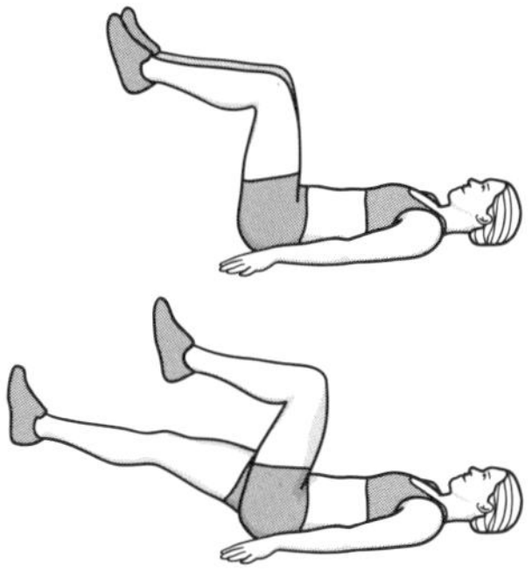

2 Wechselndes Beinstrecken in Rückenlage

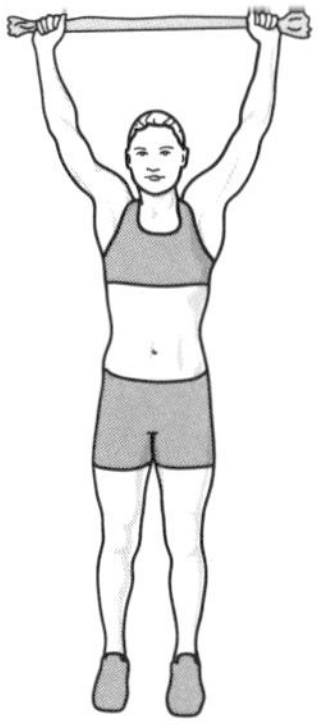

3 Handtuchziehen über Kopf

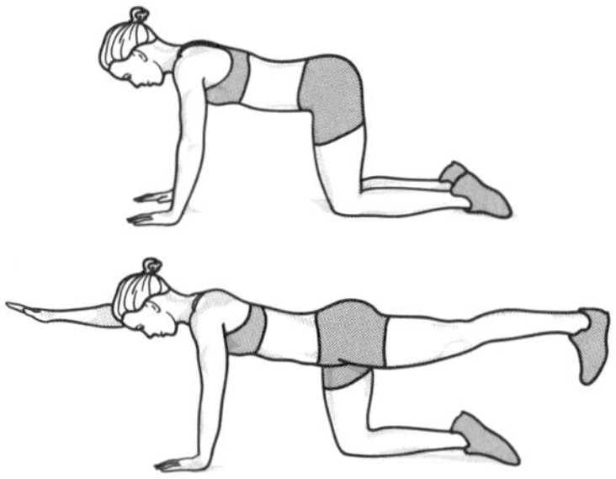

4 Zweipunktvierfüßler

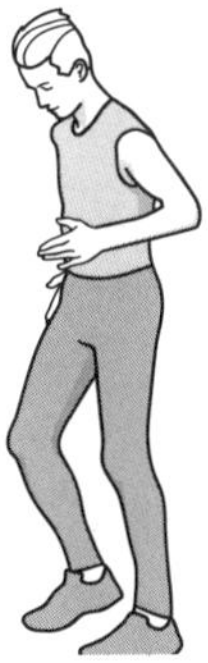

5 Sprinten auf der Stelle

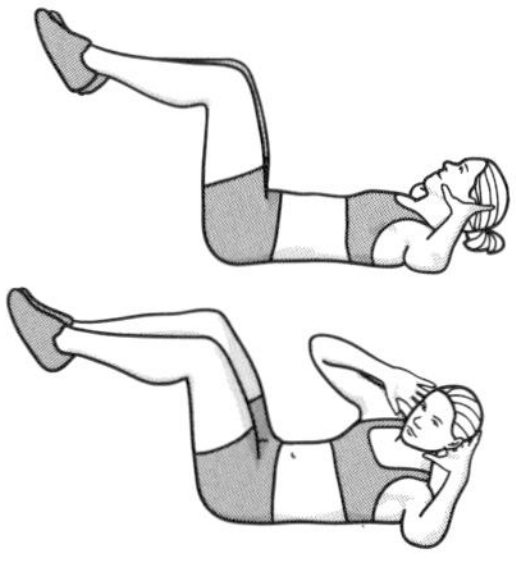

6 Diagonaler Crunch

5 Ganzkörpertraining 5 für Einsteiger

Benötigte Hilfsmittel: Handtuch, Box oder stabile Kiste
Trainingsdauer: 15 Minuten
Trainingsmodus: Zirkeltraining

1 2 3

	Übungen	Wiederholungen/ Belastungszeit	Pause in Sek.	Sätze	Intensität	Seite
1	Kniebeuge	15 Wdh.	20	3	1	119
2	Gleitender Bergsteiger	30 Sek.	20	3	1	125
3	Liegende Rumpfrotation mit angewinkelten Beinen	30 Sek.	20	3	1	116
4	Erhöhtes Beckenheben	15 Wdh.	20	3	1	122
5	Paddeln in Bauchlage	30 Sek.	20	3	1	119
6	Liegestütz mit abgelegten Knien	15 Wdh.	20	3	1	114

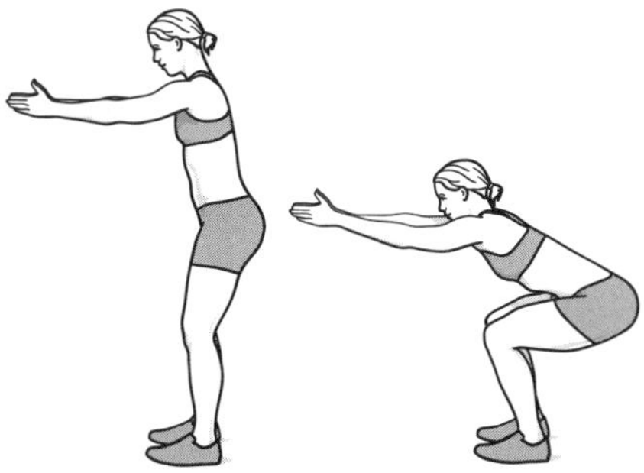

1 Kniebeuge

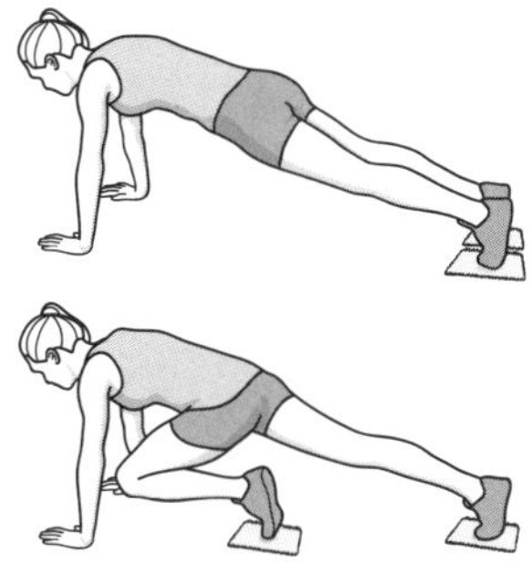

2 Gleitender Bergsteiger

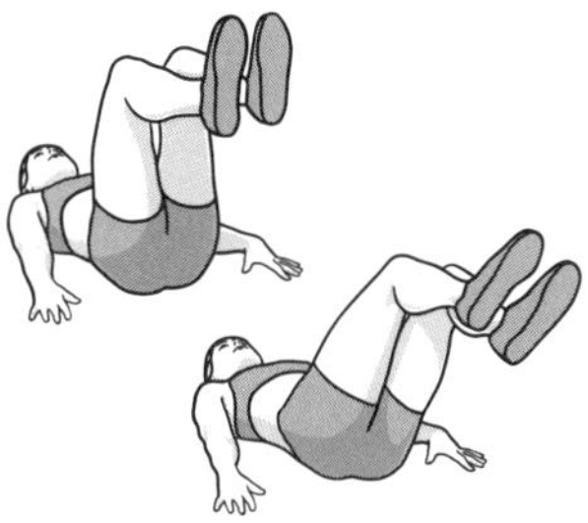

3 Liegende Rumpfrotation mit angewinkelten Beinen

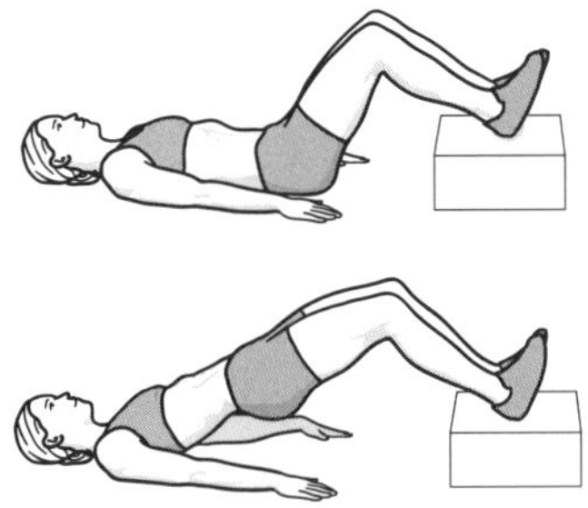

4 Erhöhtes Beckenheben

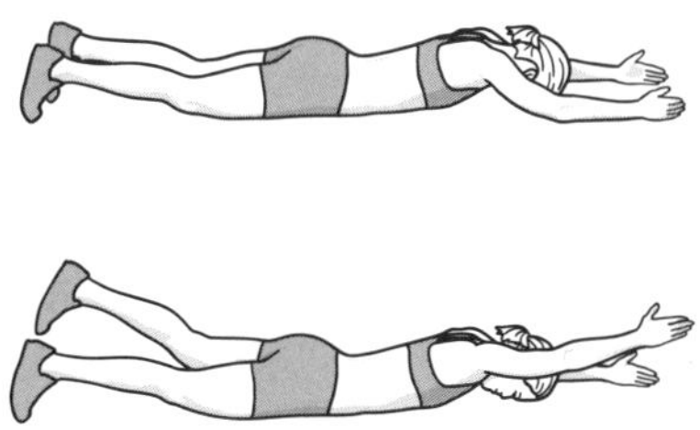

5 Paddeln in Bauchlage

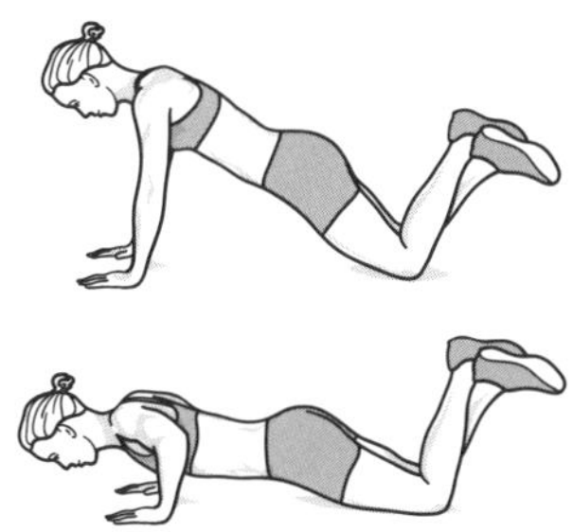

6 Liegestütz mit abgelegten Knien

6 Ganzkörpertraining 6 für Einsteiger

Benötigte Hilfsmittel: keine
Trainingsdauer: 30 Minuten
Trainingsmodus: Zirkeltraining

1 2 3

	Übungen	Wiederholungen/ Belastungszeit	Pause in Sek.	Sätze	Intensität	Seite
1	Seitlicher Ausfallschritt	15 Wdh.	20	3	1	121
2	Umgekehrter Stütz mit Beinanheben	30 Sek.	20	3	1	113
3	Seitstütz mit abgelegten Knien	30 Sek.	20	3	1	112
4	Einbeiniges Beckenheben	15 Wdh.	20	3	1	122
5	Crunch aus dem Vierfüßlerstand	15 Wdh.	20	3	1	116
6	Good Morning	15 Wdh.	20	3	1	119
7	Liegestütz mit abgelegten Knien	15 Wdh.	20	3	1	114
8	Armschere in der Kniebeugenposition	30 Sek.	20	3	1	120
9	Hohe Wechselsprünge auf der Stelle	30 Sek.	20	3	1	123

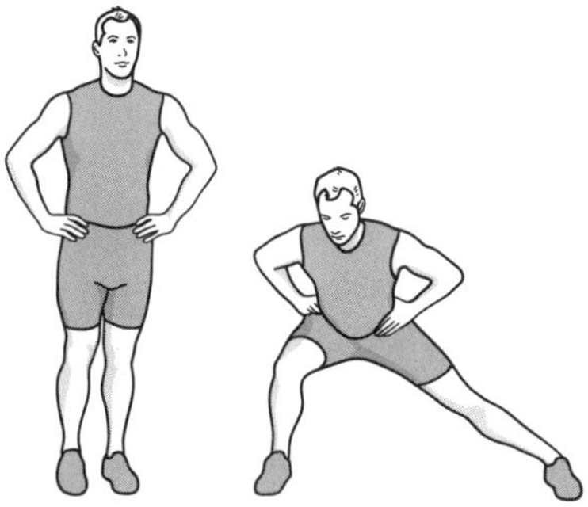

1 Seitlicher Ausfallschritt

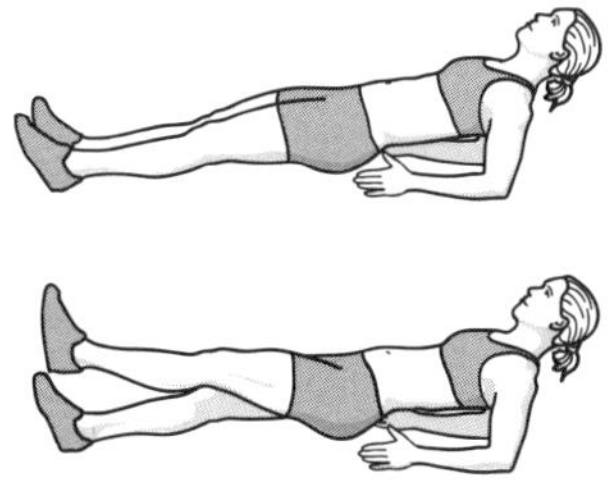

2 Umgekehrter Stütz mit Beinanheben

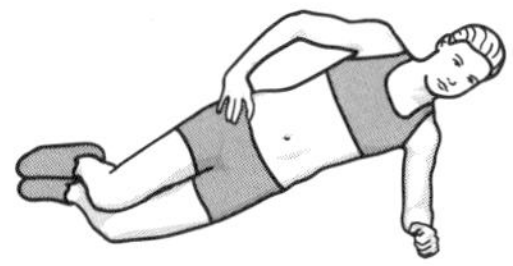

3 Seitstütz mit abgelegten Knien

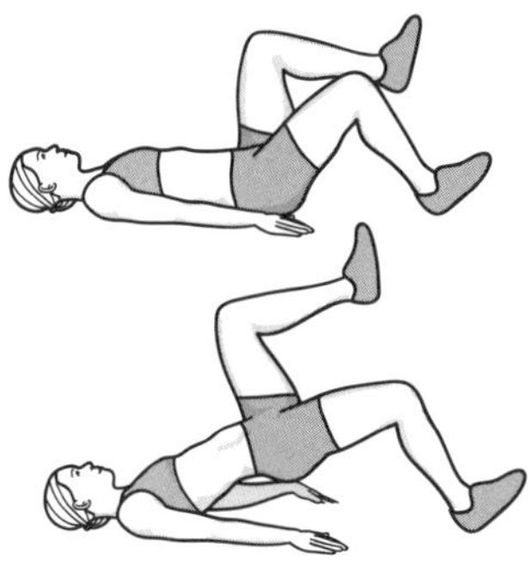

4 Einbeiniges Beckenheben

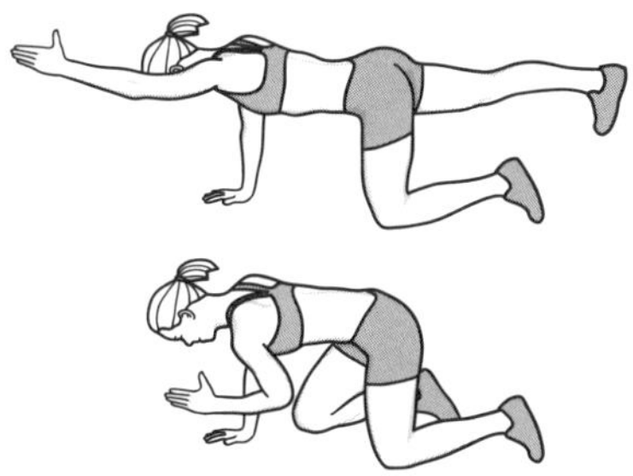

5 Crunch aus dem Vierfüßlerstand

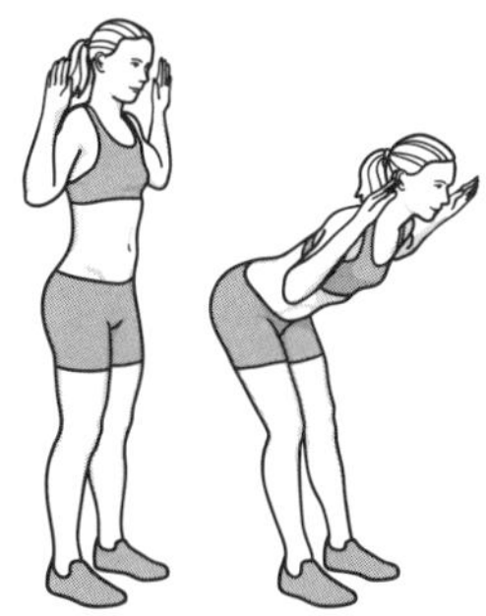

6 Good Morning

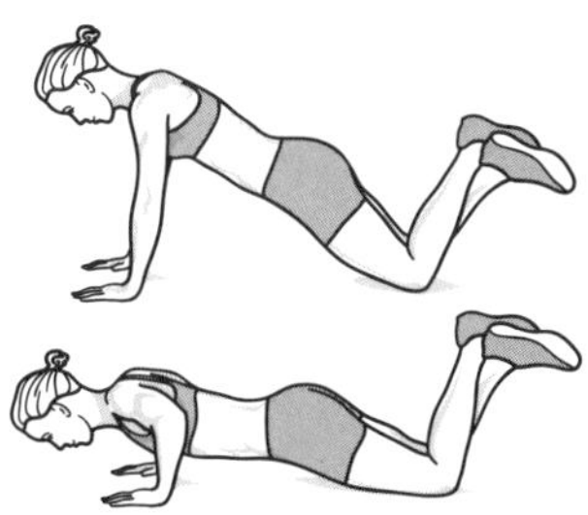

7 Liegestütz mit abgelegten Knien

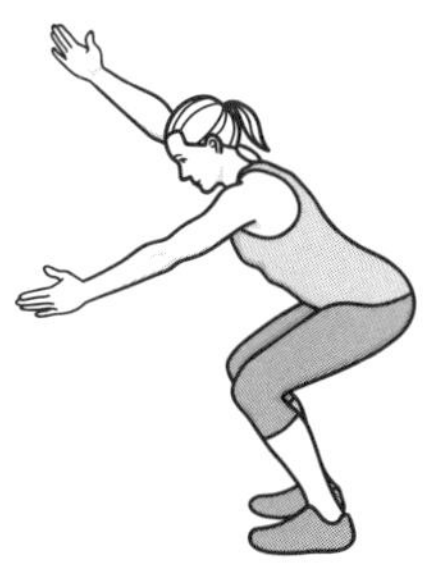

8 Armschere in der Kniebeugenposition

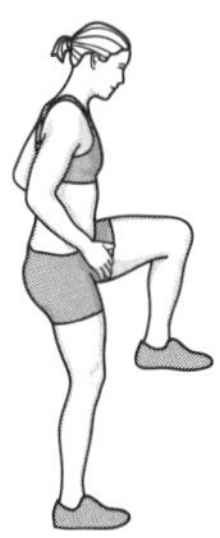

9 Hohe Wechselsprünge auf der Stelle

7 Ganzkörpertraining 1 für Fortgeschrittene

Benötigte Hilfsmittel: Handtuch, Stuhl oder stabile Kiste
Trainingsdauer: 25 Minuten
Trainingsmodus: Zirkeltraining

1 **2** 3

	Übungen	Wiederholungen/ Belastungszeit	Pause in Sek.	Sätze	Intensität	Seite
1	Gleitender Ausfallschritt	15 Wdh.	20	2	2	121
2	Dip	15 Wdh.	20	2	1	111
3	Gleitender Bergsteiger	40 Sek.	20	2	1	125
4	Gleitender seitlicher Ausfallschritt	15 Wdh.	20	2	2	121
5	Gleitender Beincurl	15 Wdh.	20	2	1	121
6	Käfer	40 Sek.	20	2	2	118
7	Latdrücken in Rückenlage	15 Wdh.	20	2	2	117
8	Paddeln in Bauchlage	40 Sek.	20	2	1	119
9	Seitstütz	40 Sek.	20	2	1	111

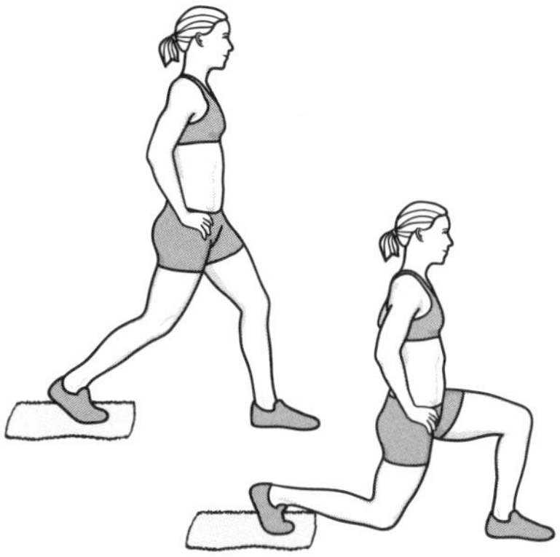

1 Gleitender Ausfallschritt

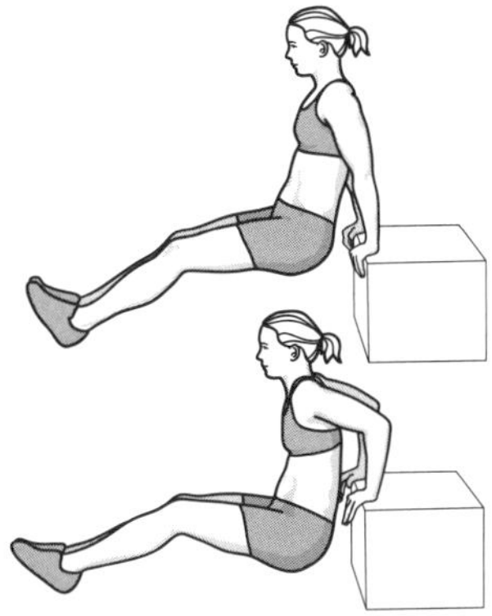

2 Dip

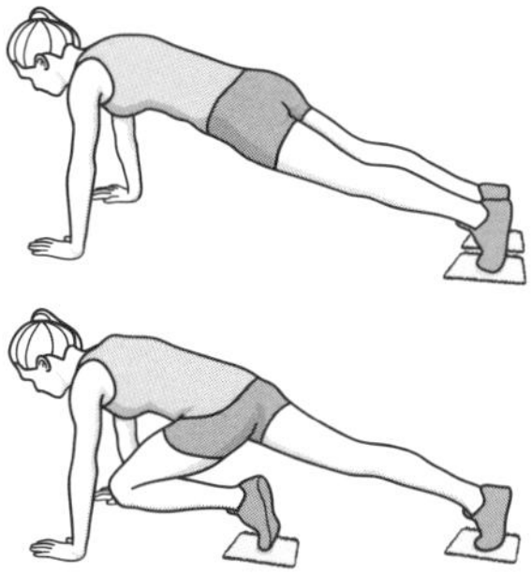

3 Gleitender Bergsteiger

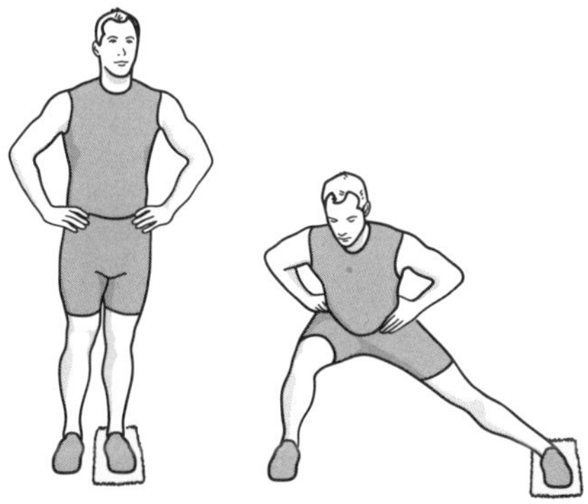

4 Gleitender seitlicher Ausfallschritt

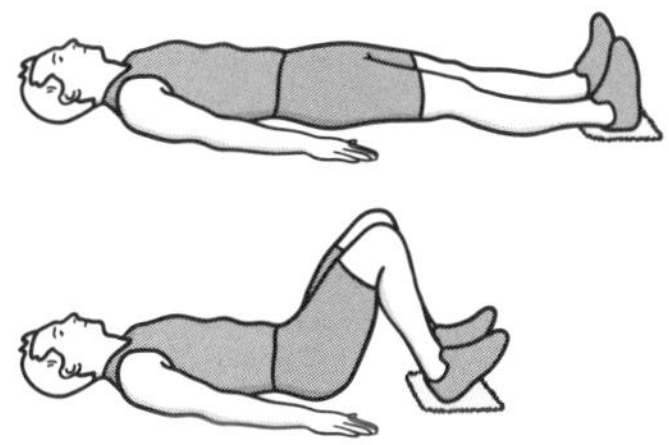

5 Gleitender Beincurl

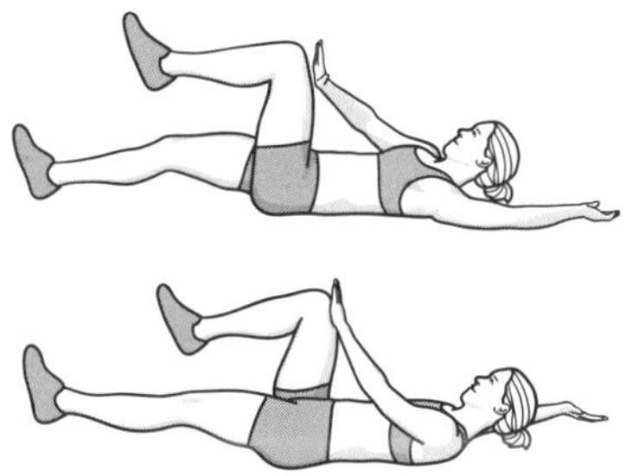

6 Käfer

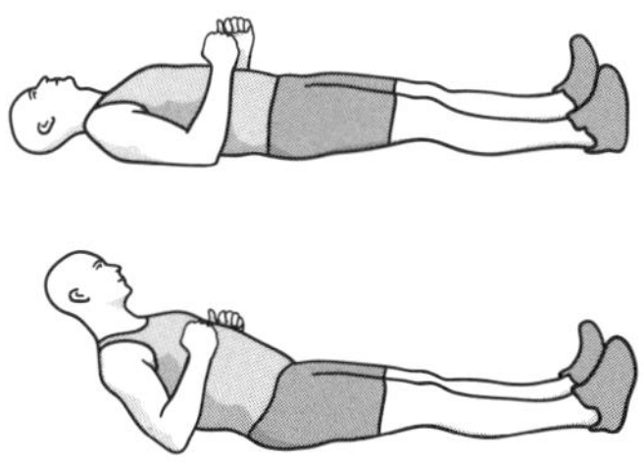

7 Latdrücken in Rückenlage

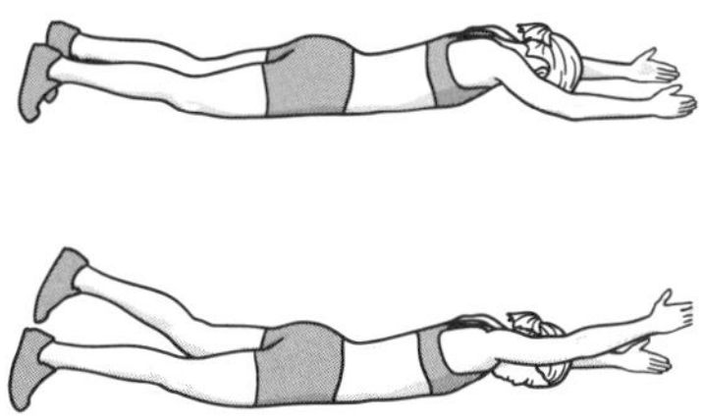

8 Paddeln in Bauchlage

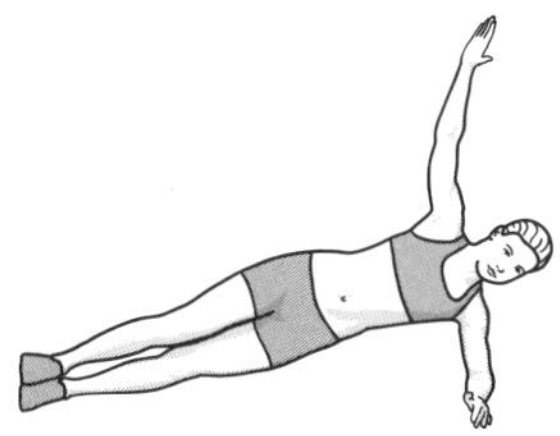

9 Seitstütz

8 Ganzkörpertraining 2 für Fortgeschrittene

Benötigte Hilfsmittel: Tisch
Trainingsdauer: 25 Minuten
Trainingsmodus: Zirkeltraining

1 2 3

	Übungen	Wiederholungen/ Belastungszeit	Pause in Sek.	Sätze	Intensität	Seite
1	Hohe Wechselsprünge mit Überkreuzen	40 Sek.	20	3	1	124
2	Dynamischer Seitstütz	15 Wdh.	20	3	2	110
3	Umgekehrtes Rudern am Tisch	15 Wdh.	20	3	2	112
4	Diagonaler Crunch mit Beinanziehen	15 Wdh.	20	3	2	116
5	Kniebeugensprung	40 Sek.	20	3	1	124
6	Liegestütz	15 Wdh.	20	3	2	114
7	Beckenlift	15 Wdh.	20	3	2	123
8	Schwimmer	40 Sek.	20	3	1	118

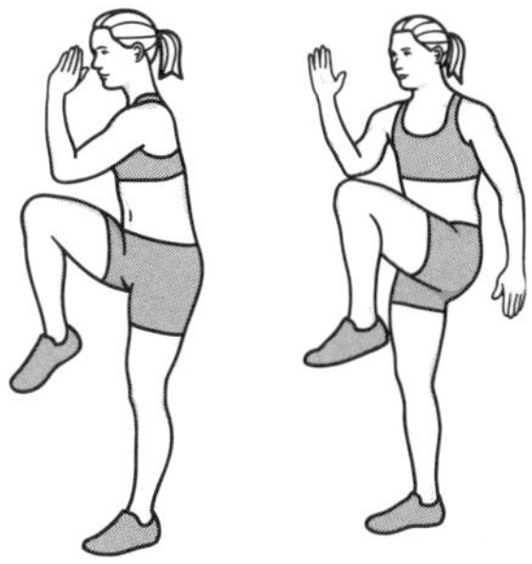

1 Hohe Wechselsprünge mit Überkreuzen

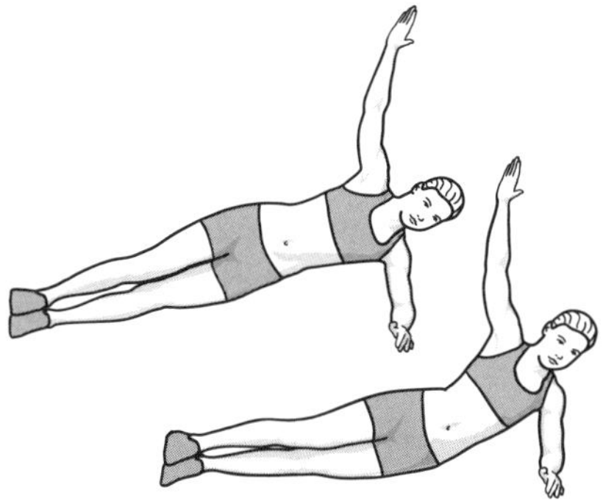

2 Dynamischer Seitstütz

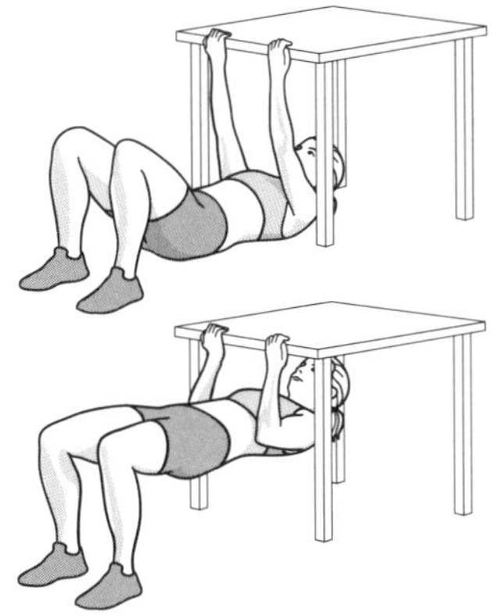

3 Umgekehrtes Rudern am Tisch

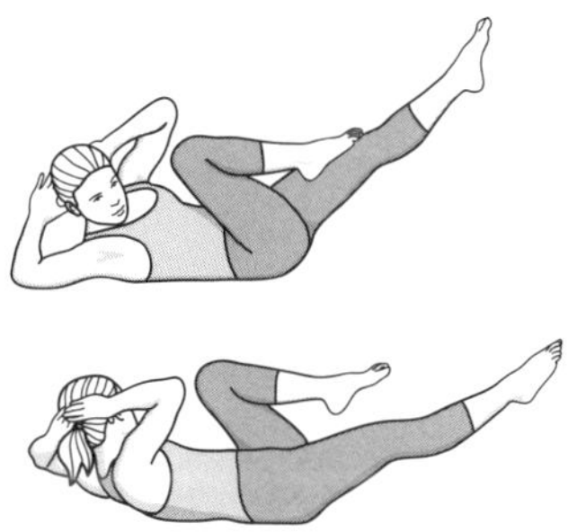

4 Diagonaler Crunch mit Beinanziehen

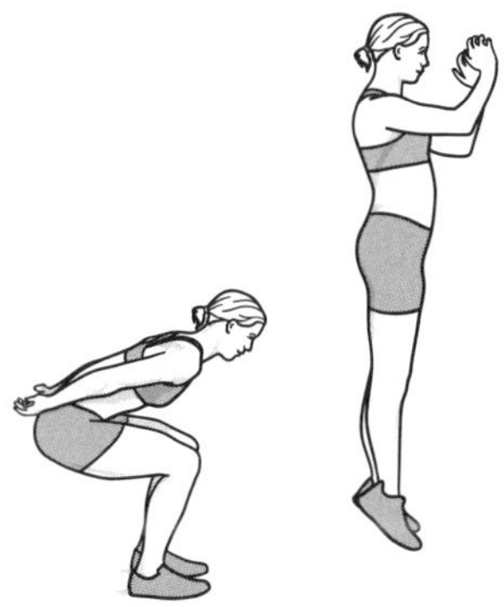

5 Kniebeugensprung

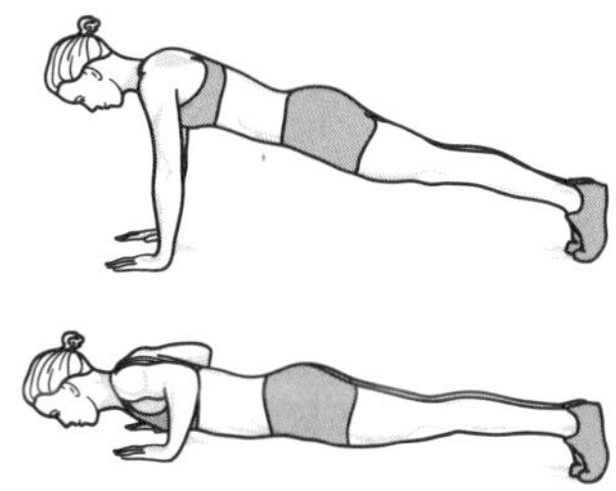

6 Liegestütz

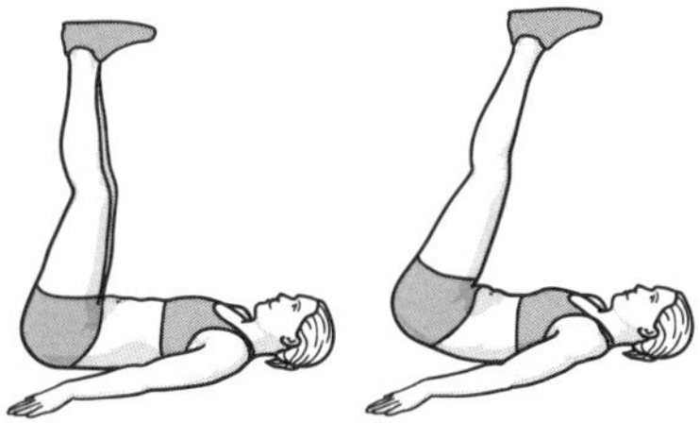

7 Beckenlift

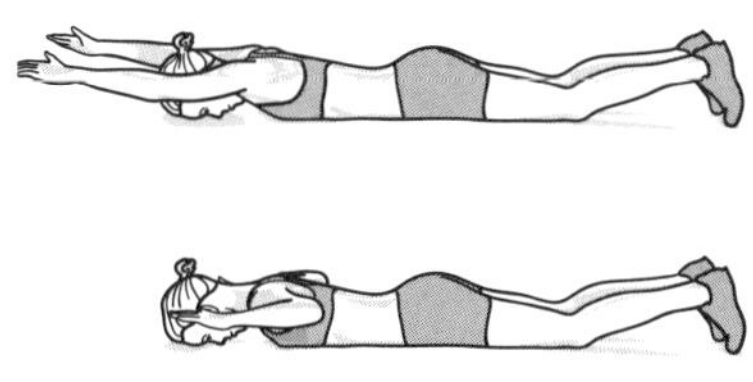

8 Schwimmer

9 Ganzkörpertraining 3 für Fortgeschrittene

Benötigte Hilfsmittel: Tisch, Box oder stabile Kiste
Trainingsdauer: 20 Minuten
Trainingsmodus: Zirkeltraining

1 **2** 3

	Übungen	Wiederholungen/ Belastungszeit	Pause in Sek.	Sätze	Intensität	Seite
1	Erhöhter Ausfallschritt	15 Wdh.	20	3	2	120
2	Umgekehrtes Rudern am Tisch	15 Wdh.	20	3	2	110
3	Diagonaler Crunch mit Beinanziehen	15 Wdh.	20	3	2	116
4	Unterarmstütz	40 Sek.	20	3	2	111
5	Brücke mit wechselndem Beinstrecken	40 Sek.	20	3	2	122
6	Paddeln in Bauchlage	40 Sek.	20	3	1	119
7	Seitstütz mit Hüftrotation	15 Wdh.	20	3	2	113
8	Liegende Rumpfrotation mit angewinkelten Beinen	40 Sek.	20	3	1	116
9	Seitlicher Ausfallschritt	15 Wdh.	20	3	1	121
10	Armschere in der Kniebeugenposition	40 Sek.	20	3	1	120

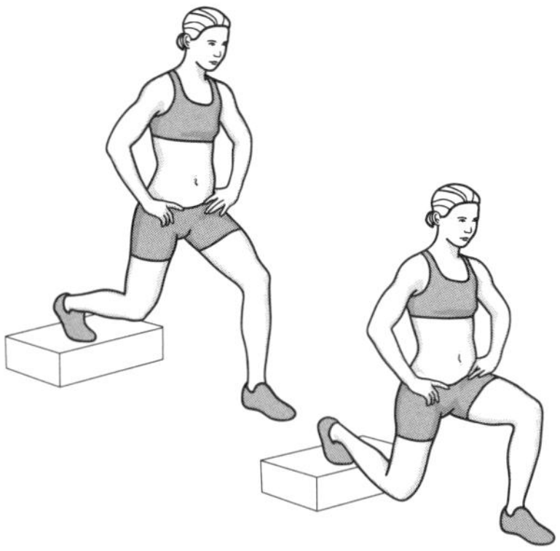

1 Erhöhter Ausfallschritt

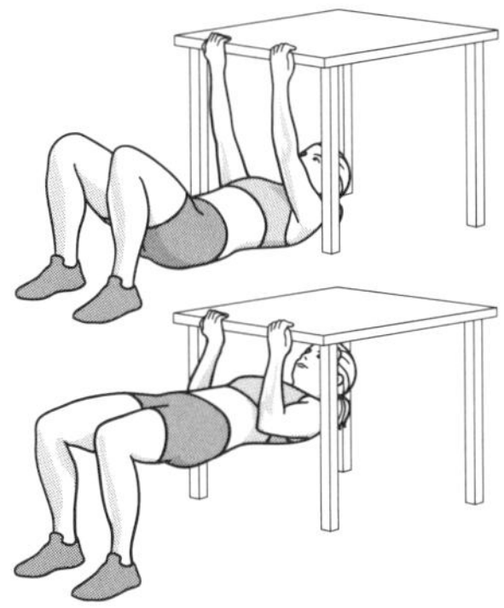

2 Umgekehrtes Rudern am Tisch

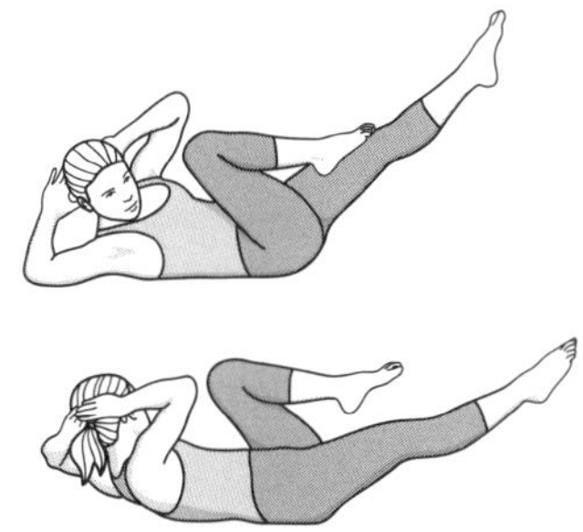

3 Diagonaler Crunch mit Beinanziehen

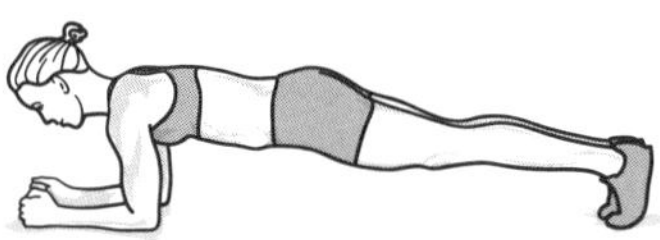

4 Unterarmstütz

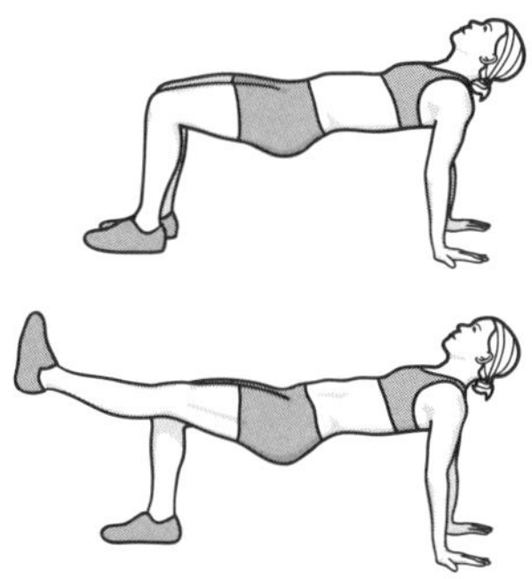

5 Brücke mit wechselndem Beinstrecken

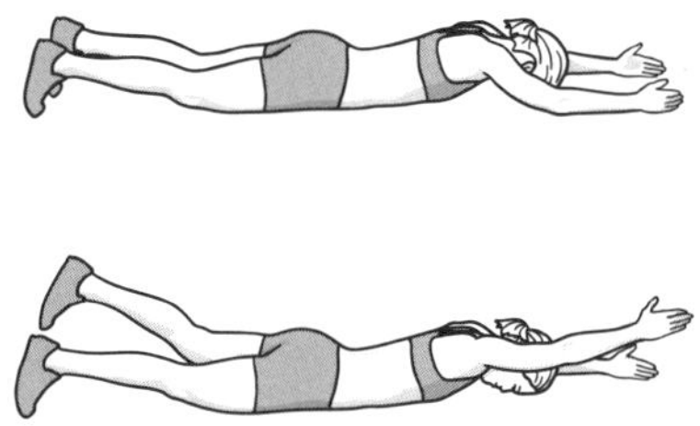

6 Paddeln in Bauchlage

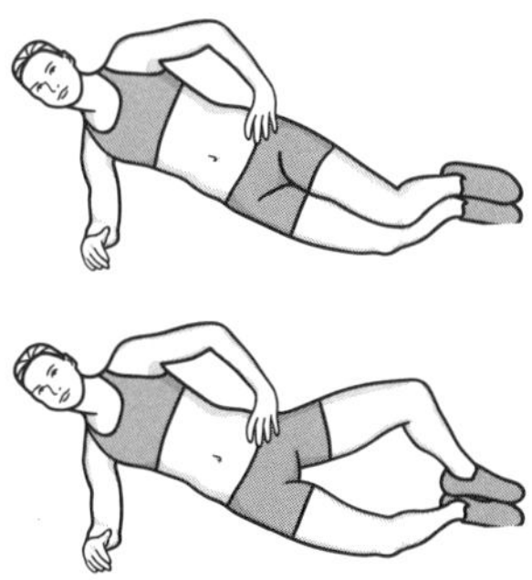

7 Seitstütz mit Hüftrotation

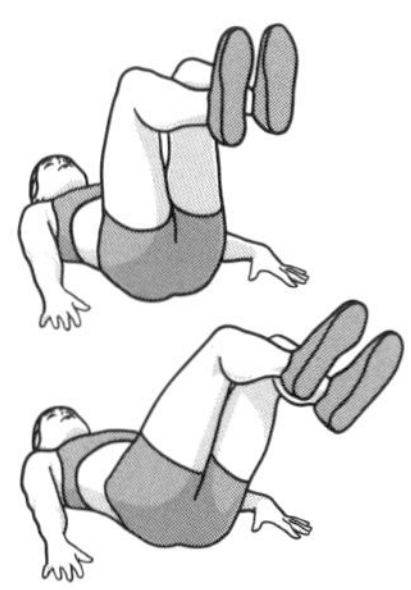

8 Liegende Rumpfrotation mit angewinkelten Beinen

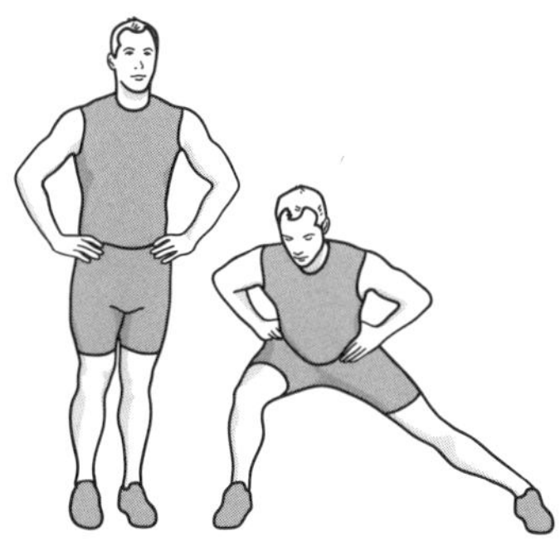

9 Seitlicher Ausfallschritt

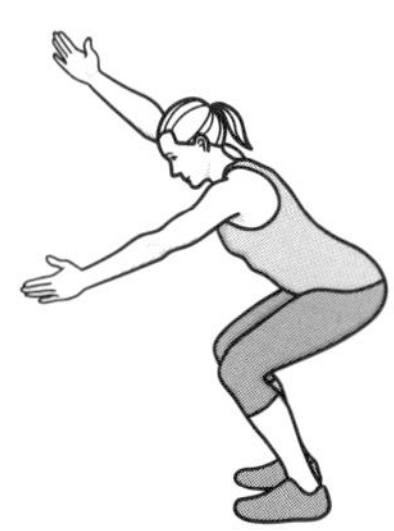

10 Armschere in der Kniebeugen-position

10 Ganzkörpertraining 4 für Fortgeschrittene

Benötigte Hilfsmittel: Box oder stabile Kiste, Tisch
Trainingsdauer: 25 Minuten
Trainingsmodus: Zirkeltraining

1 **2** 3

	Übungen	Wiederholungen/ Belastungszeit	Pause in Sek.	Sätze	Intensität	Seite
1	Erhöhter Ausfallschritt	20 Wdh.	20	3	2	120
2	Liegestütz	20 Wdh.	20	3	2	114
3	Dynamischer Seitstütz	20 Wdh.	20	3	2	112
4	Umgekehrtes Rudern am Tisch	20 Wdh.	20	3	2	110
5	Schwimmer	40 Sek.	20	3	1	118
6	Kniebeugensprung	40 Sek.	20	3	1	124

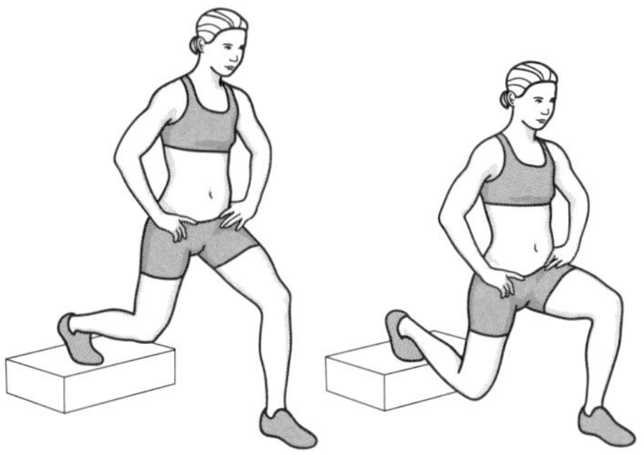

1 Erhöhter Ausfallschritt

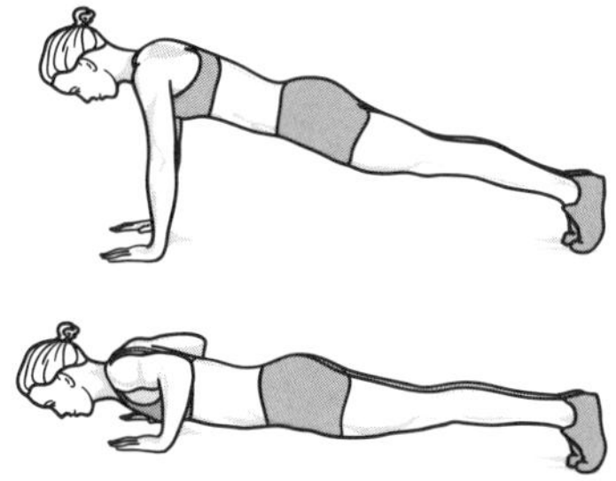

2 Liegestütz

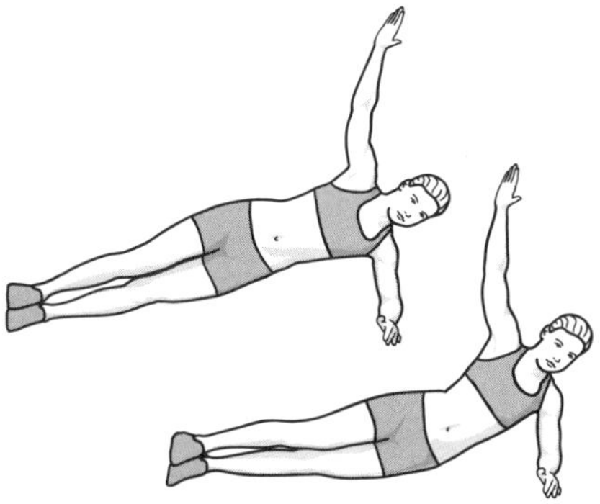

3 Dynamischer Seitstütz

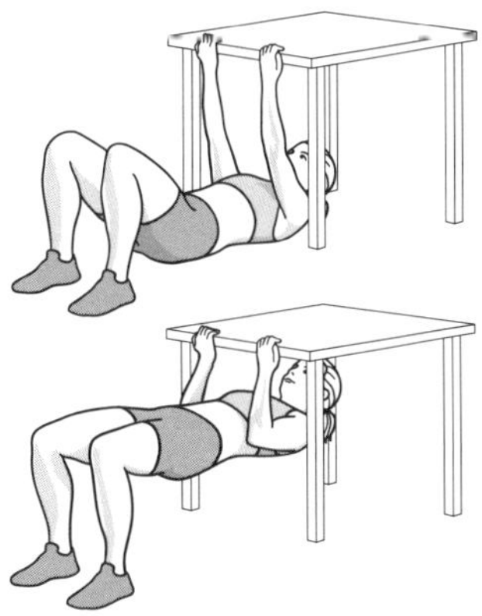

4 Umgekehrtes Rudern am Tisch

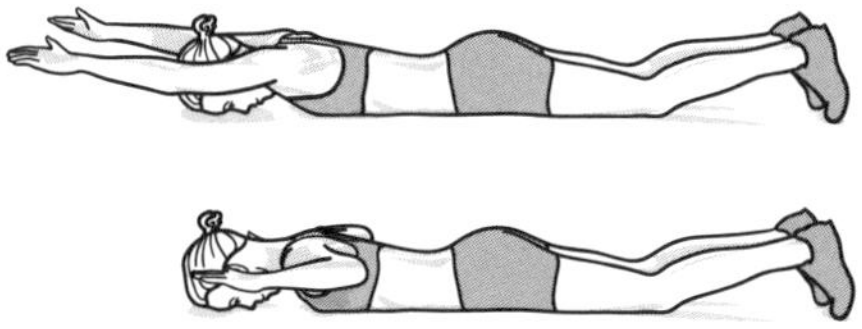

5 Schwimmer

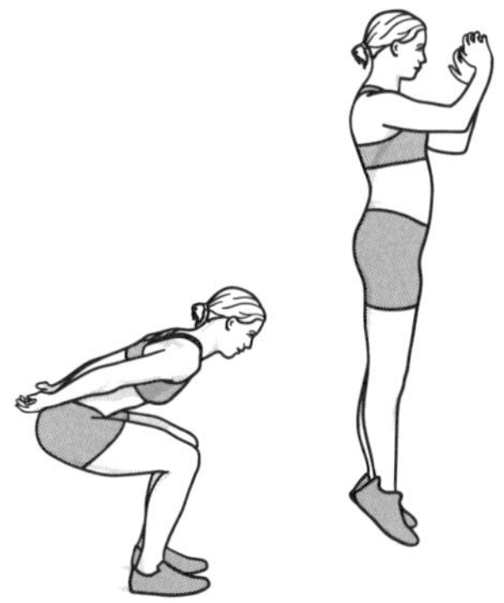

6 Kniebeugensprung

11 Ganzkörpertraining 5 für Fortgeschrittene

Benötigte Hilfsmittel: Handtuch, Stuhl oder stabile Kiste
Trainingsdauer: 20 Minuten
Trainingsmodus: Zirkeltraining

1 **2** 3

	Übungen	Wiederholungen/ Belastungszeit	Pause in Sek.	Sätze	Intensität	Seite
1	Hohe Wechselsprünge auf der Stelle	40 Sek.	20	4	1	123
2	Gleitender Ausfallschritt	20 Wdh.	20	4	2	121
3	Dip	20 Wdh.	20	4	1	111
4	Handtuchziehen über Kopf	40 Sek.	20	4	1	110
5	Zweipunktstütz	40 Sek.	20	4	2	113
6	Gleitender Beincurl	20 Wdh.	20	4	1	121

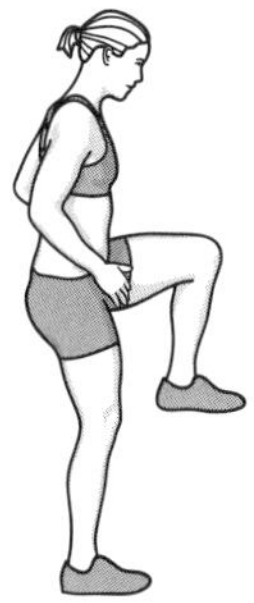

1 Hohe Wechselsprünge auf der Stelle

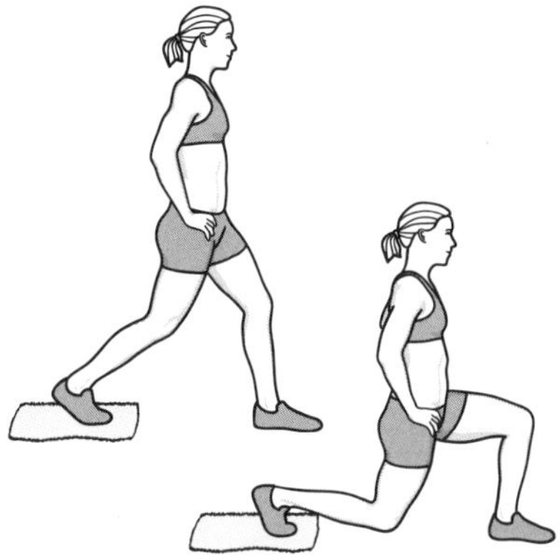

2 Gleitender Ausfallschritt

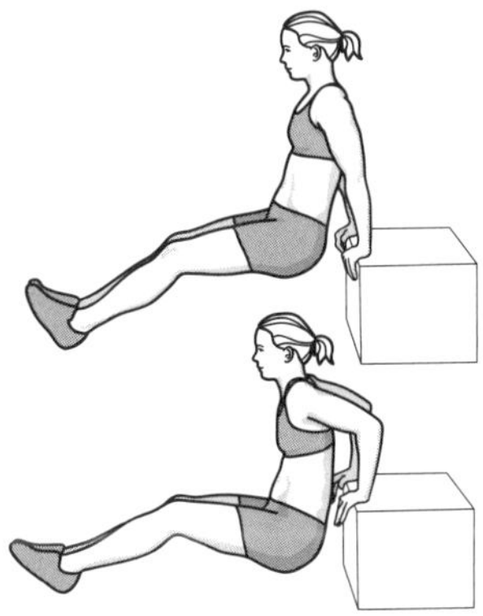

3 Dip

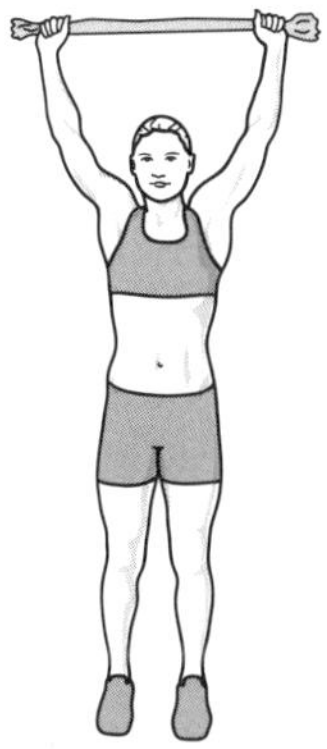

4 Handtuchziehen über Kopf

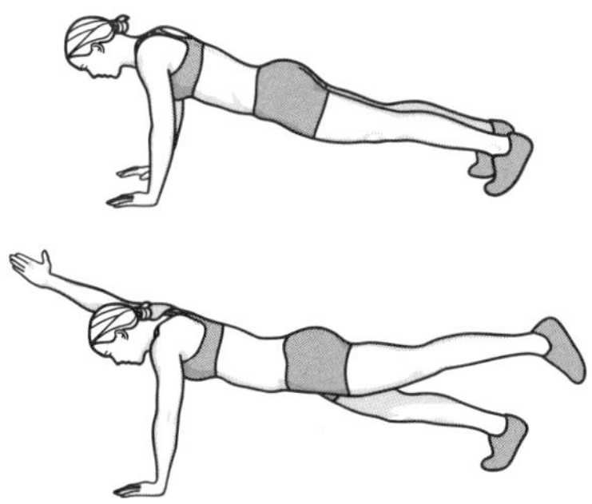

5 Zweipunktstütz

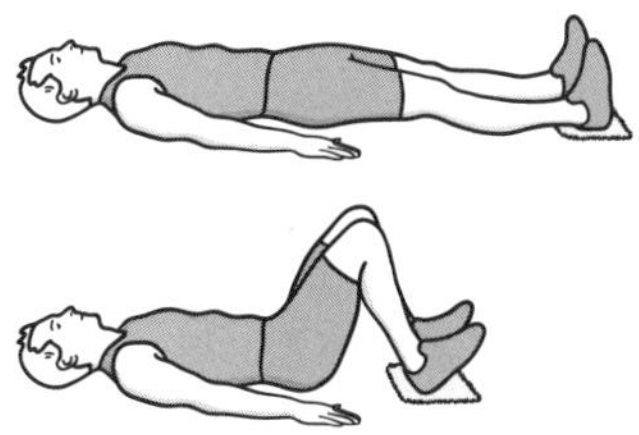

6 Gleitender Beincurl

12 Ganzkörpertraining 6 für Fortgeschrittene

Benötigte Hilfsmittel: Stuhl oder stabile Kiste
Trainingsdauer: 45 Minuten
Trainingsmodus: Zirkeltraining

1 2 3

	Übungen	Wiederholungen/ Belastungszeit	Pause in Sek.	Sätze	Intensität	Seite
1	Frontstütz mit Armheben	40 Sek.	20	3	1	114
2	Einbeiniges Beckenheben	20 Wdh.	20	3	1	122
3	Unterarmstütz mit wechselndem Beinanheben	40 Sek.	20	3	2	111
4	Latdrücken in Rückenlage	20 Wdh.	20	3	2	117
5	Dip	20 Wdh.	20	3	1	111
6	Erhöhter Ausfallschritt	20 Wdh.	20	3	2	121
7	Crunch aus dem Vierfüßlerstand	20 Wdh.	20	3	1	116
8	Beckenlift	20 Wdh.	20	3	2	123
9	Brücke mit wechselndem Beinstrecken	40 Sek.	20	3	2	122
10	Liegende Rumpfrotation mit angewinkelten Beinen	40 Sek.	20	3	1	116
11	Seitlicher Ausfallschritt	20 Wdh.	20	3	1	121
12	Armheben aus der Bauchlage	20 Wdh.	20	3	1	119

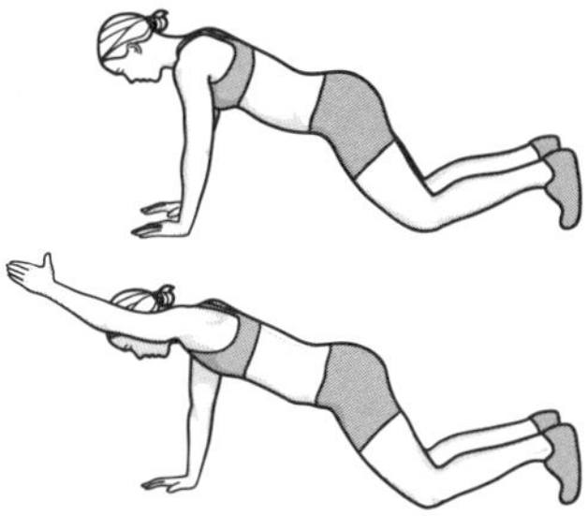

1 Frontstütz mit Armheben

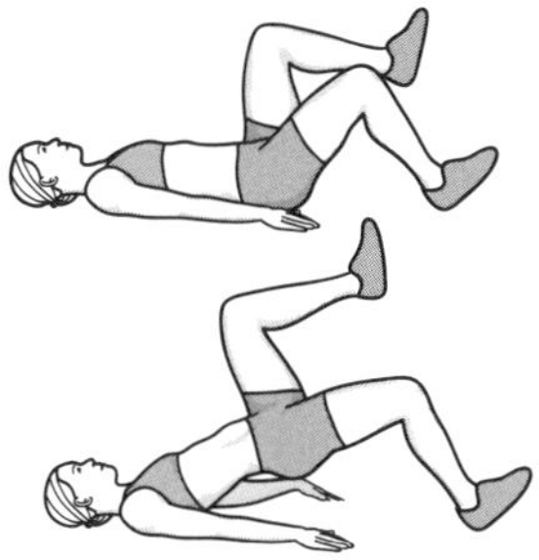

2 Einbeiniges Beckenheben

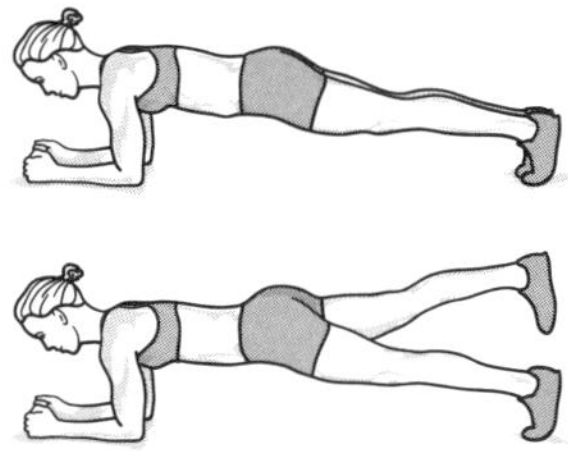

3 Unterarmstütz mit wechselndem Beinanheben

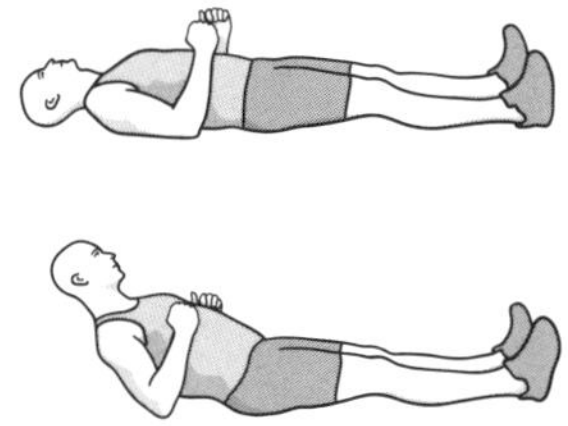

4 Latdrücken in Rückenlage

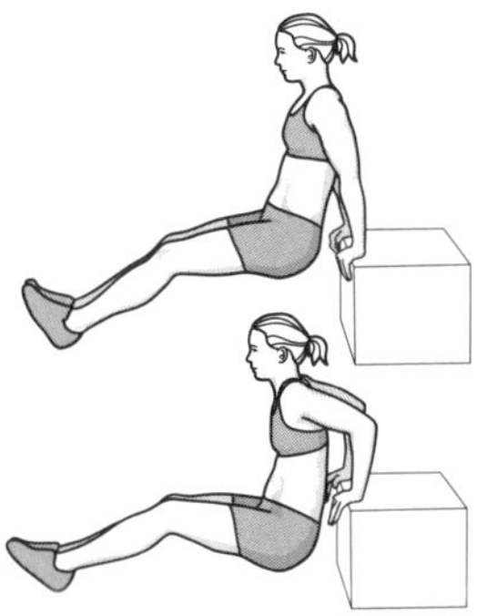

5 Dip

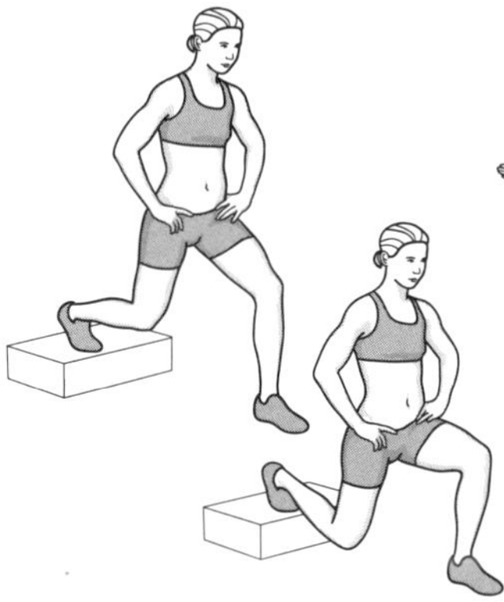

6 Erhöhter Ausfallschritt

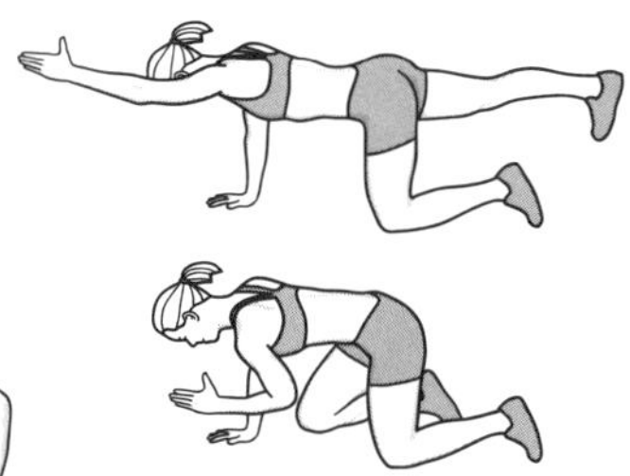

7 Crunch aus dem Vierfüßlerstand

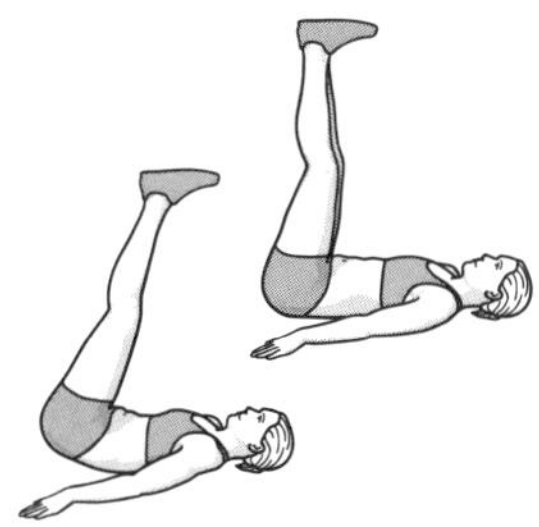

8 Beckenlift

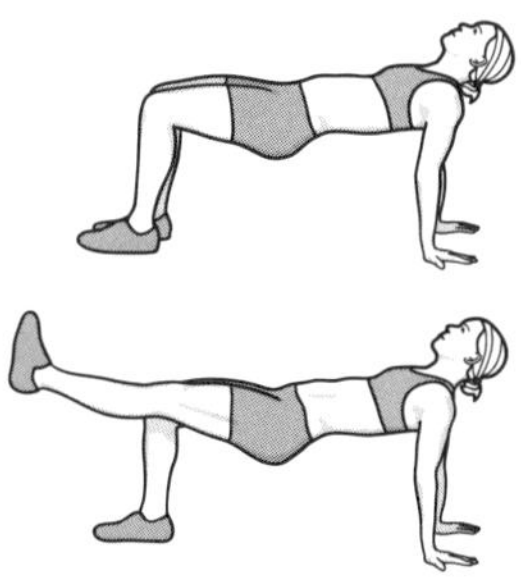

9 Brücke mit wechselndem Beinstrecken

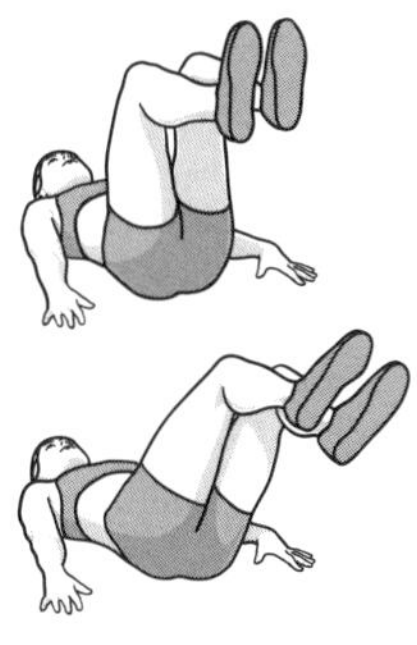

10 Liegende Rumpfrotation mit angewinkelten Beinen

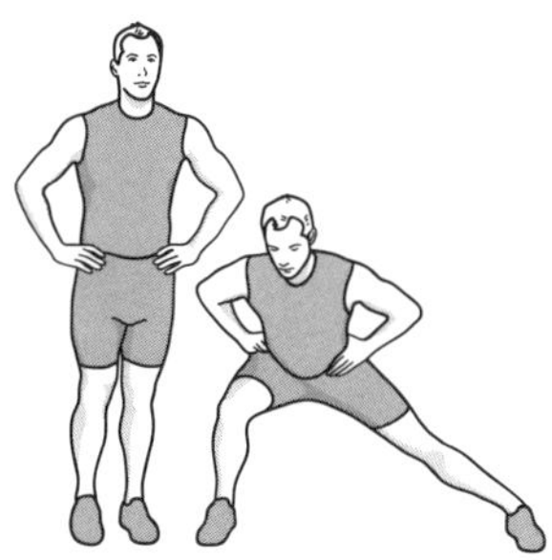

11 Seitlicher Ausfallschritt

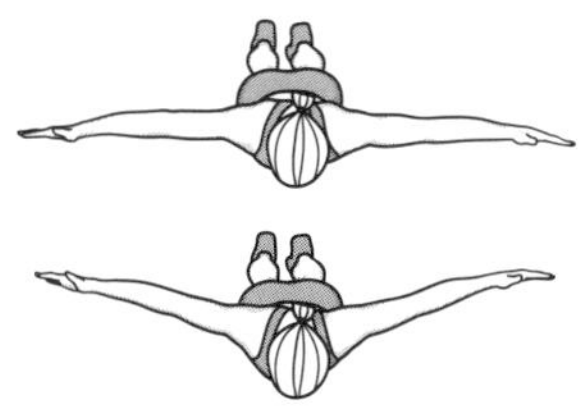

12 Armheben aus der Bauchlage

13 Ganzkörpertraining 1 für Profis

Benötigte Hilfsmittel: Stuhl, stabile Kiste oder Box, Klimmzugstange oder Ast (wenn du im Freien trainierst)
Trainingsdauer: 30 Minuten
Trainingsmodus: Zirkeltraining

1 2 **3**

	Übungen	Wiederholungen/ Belastungszeit	Pause in Sek.	Sätze	Intensität	Seite
1	Sprinten auf der Stelle	45 Sek.	20	3	1	7
2	Tabata Sit-up	15 Wdh.	20	3	3	117
3	Dip	15 Wdh.	20	3	1	111
4	Liegende Rumpfrotation mit gestreckten Beinen	45 Sek.	20	3	3	117
5	Einbeinige Kniebeuge	15 Wdh.	20	3	3	120
6	Klimmzug	15 Wdh.	20	3	3	110
7	Seitstütz mit Beinabduktion	15 Wdh.	20	3	2	112
8	Boxsprung	15 Wdh.	20	3	3	124
9	Liegestütz	15 Wdh.	20	3	2	114
10	Käfer	45 Sek.	20	3	2	118

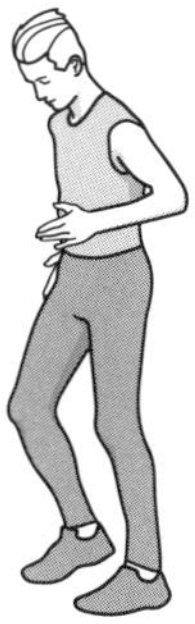

1 Sprinten auf der Stelle

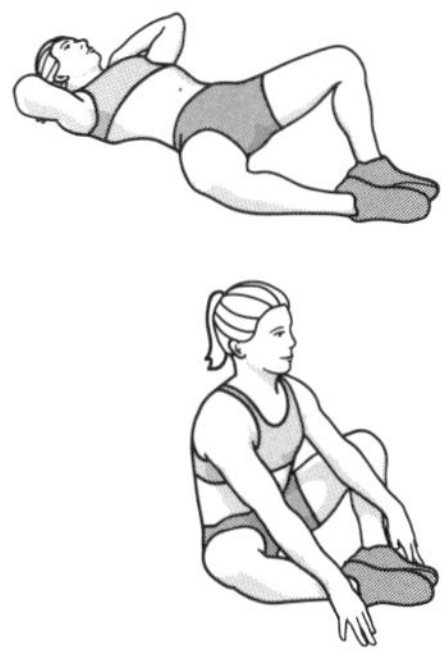

2 Tabata Sit-up

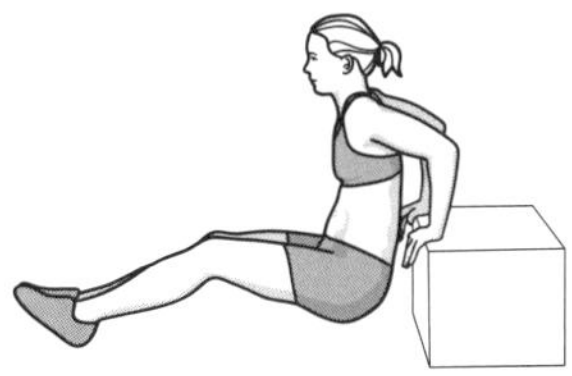

3 Dip

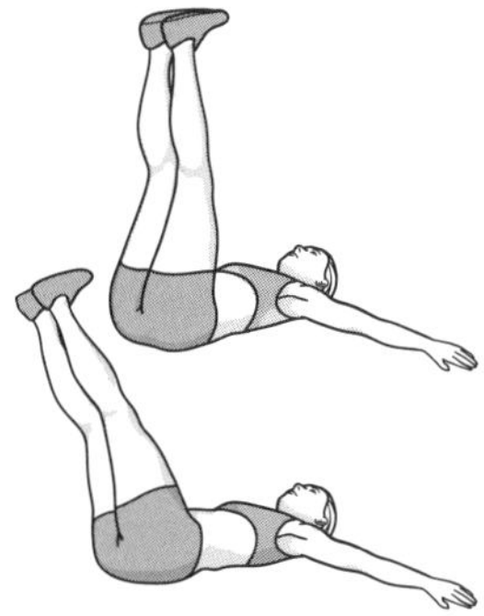

4 Liegende Rumpfrotation mit gestreckten Beinen

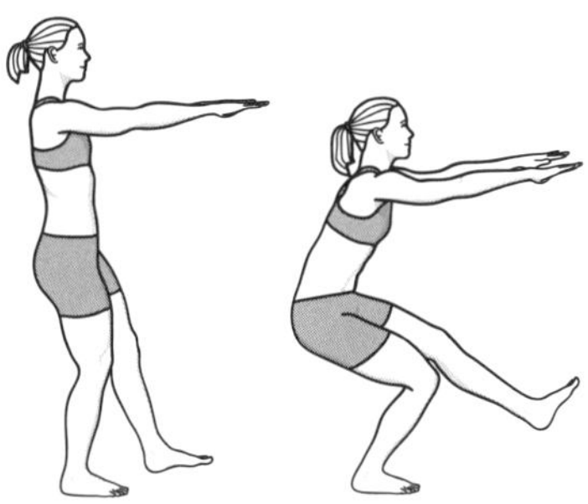

5 Einbeinige Kniebeuge

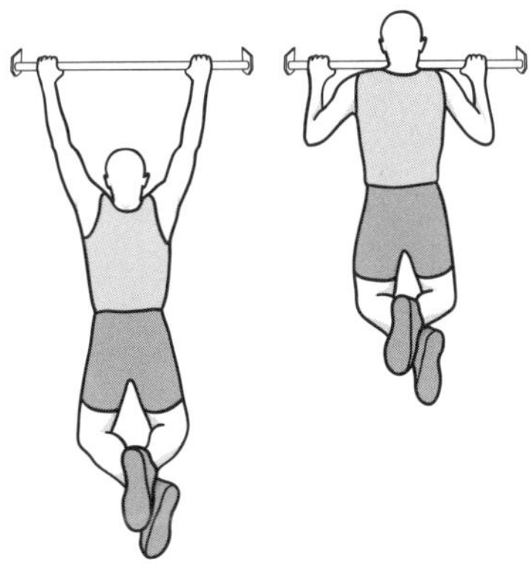

6 Klimmzug

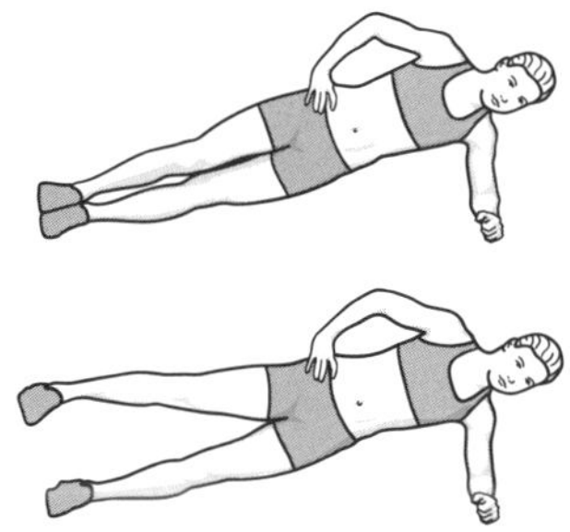

7 Seitstütz mit Beinabduktion

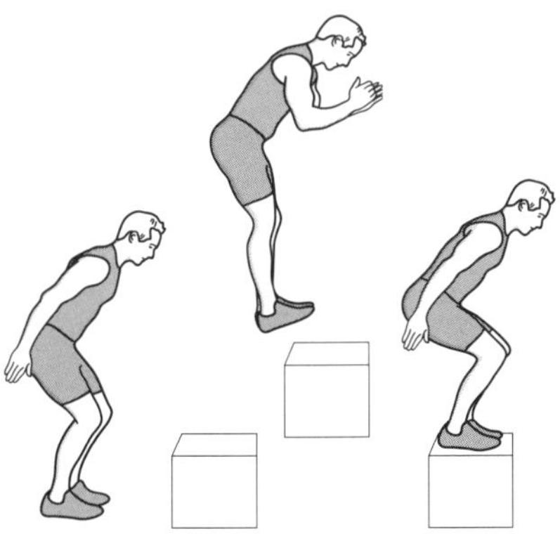

8 Boxsprung

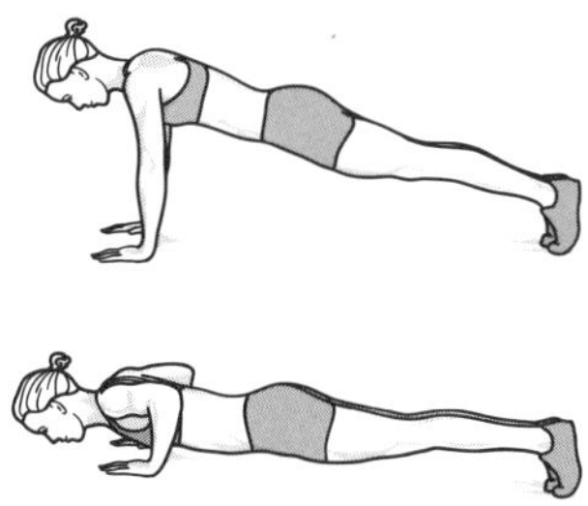

9 Liegestütz

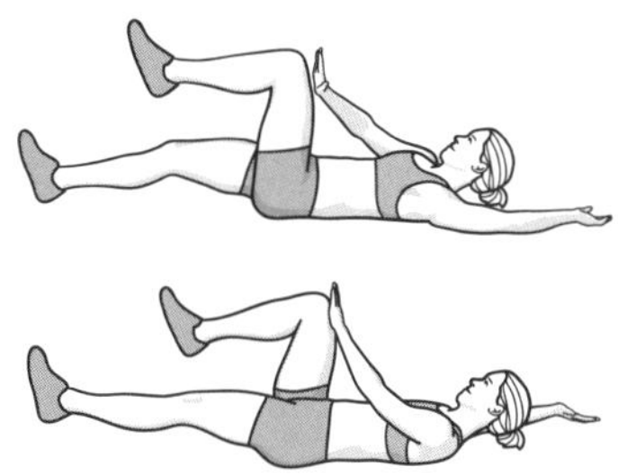

10 Käfer

14 Ganzkörpertraining 2 für Profis

Benötigte Hilfsmittel: Stuhl oder stabile Kiste
Trainingsdauer: 40 Minuten
Trainingsmodus: Zirkeltraining

1 2 **3**

	Übungen	Wiederholungen/ Belastungszeit	Pause in Sek.	Sätze	Intensität	Seite
1	Hampelmann	60 Sek.	20	3	1	7
2	Unterarmstütz mit wechselndem Beinanheben	60 Sek.	20	3	2	111
3	T-Stand mit Beinabduktion	20 Wdh.	20	3	3	113
4	Hohe Wechselsprünge mit Überkreuzen	60 Sek.	20	3	1	124
5	Crunch aus dem Vierfüßlerstand	20 Wdh.	20	3	1	116
6	Schwimmer	60 Sek.	20	3	1	118
7	Ausfallschrittsprung	60 Sek.	20	3	3	124
8	Dip	20 Wdh.	20	3	1	111
9	Kniebeugensprung	60 Sek.	20	3	1	124
10	Liegestütz	20 Wdh.	20	3	2	114

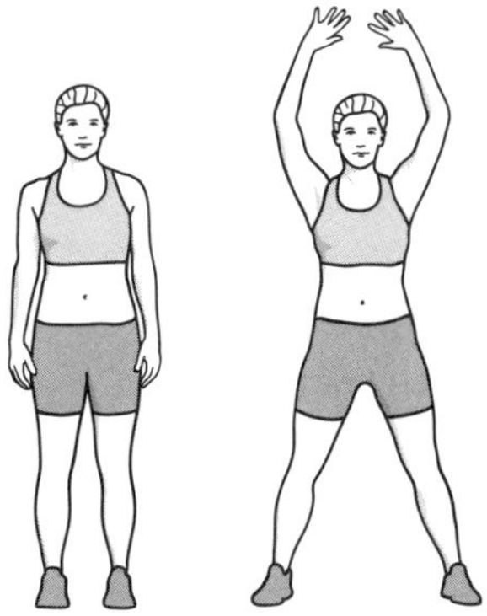

1 Hampelmann

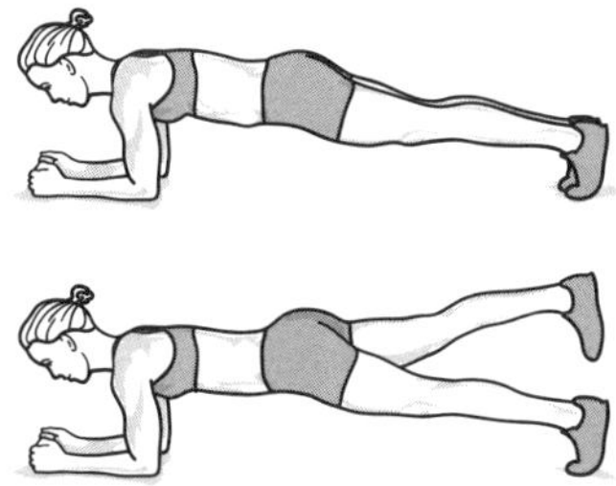

2 Unterarmstütz mit wechselndem Beinanheben

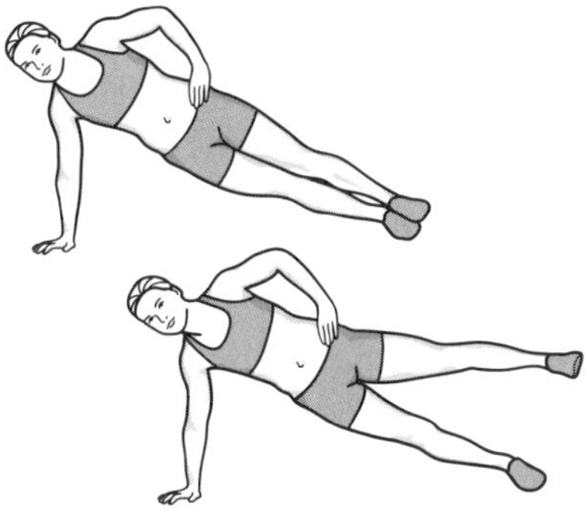

3 T-Stand mit Beinabduktion

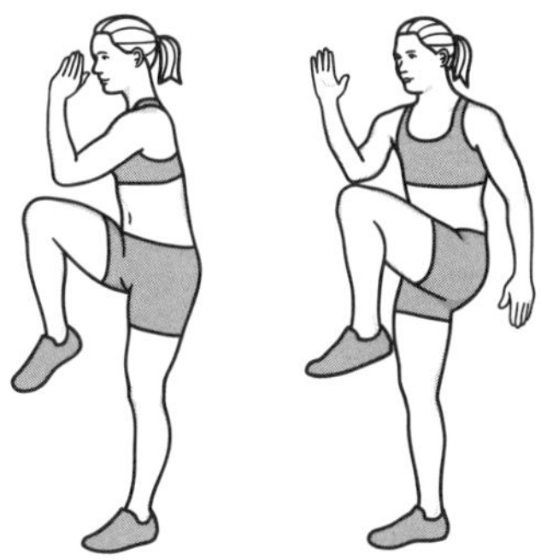

4 Hohe Wechselsprünge mit Überkreuzen

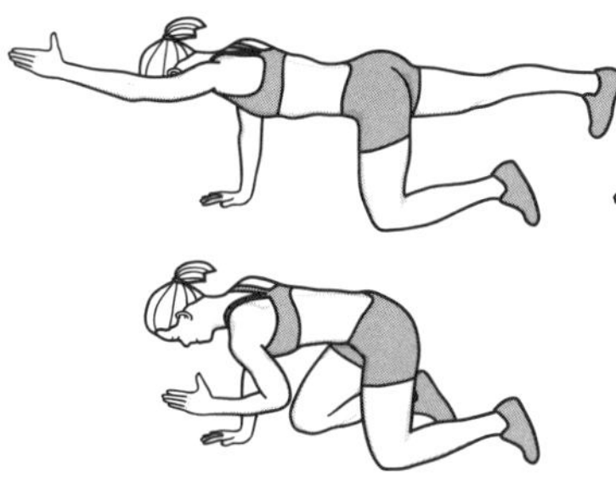

5 Crunch aus dem Vierfüßlerstand

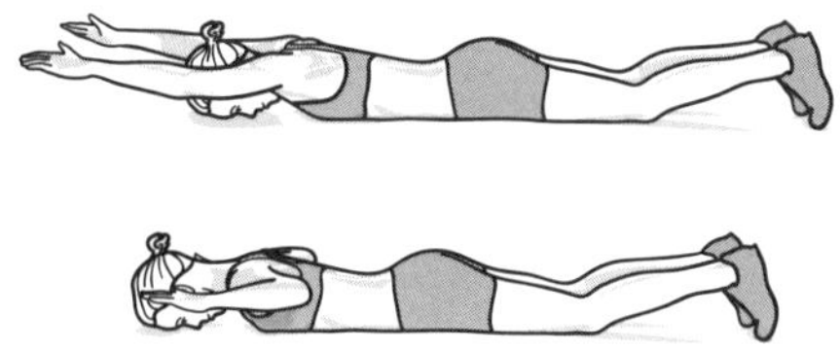

6 Schwimmer

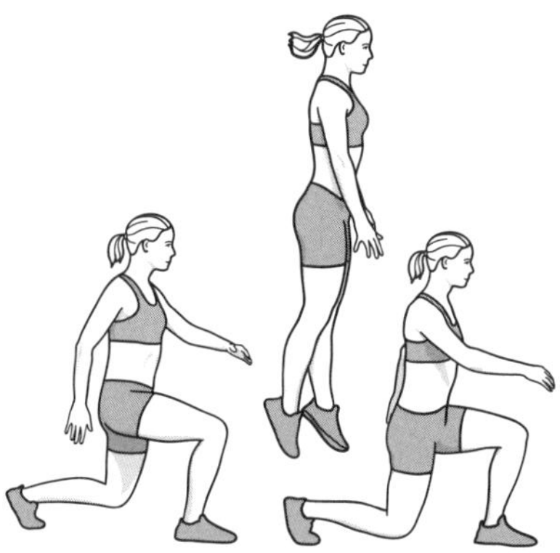

7 Ausfallschritt-sprung

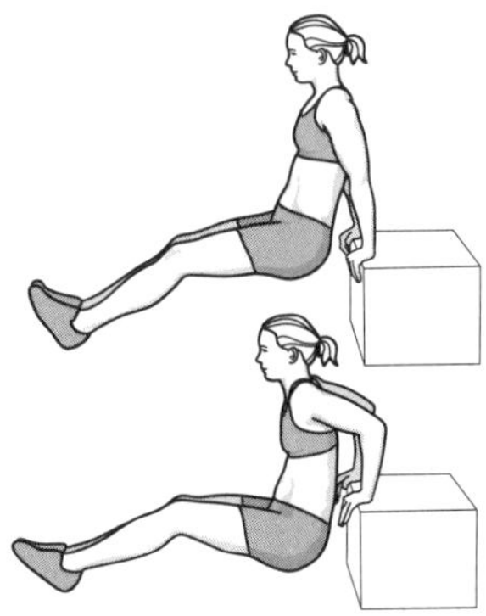

8 Dip

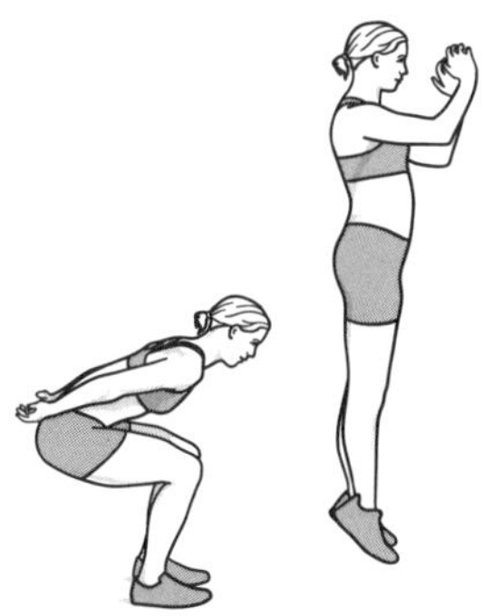

9 Kniebeugen-sprung

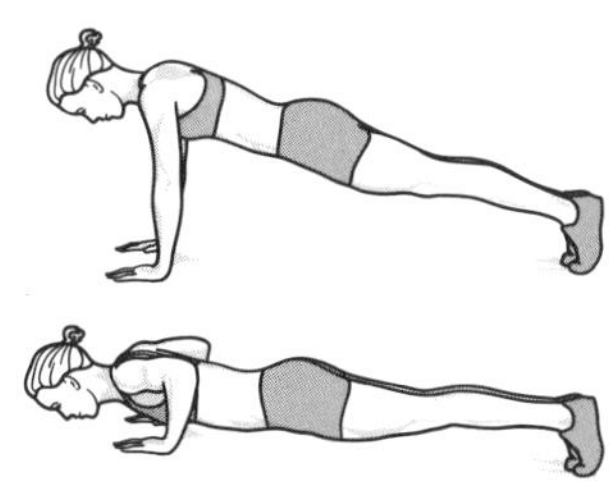

10 Liegestütz

15 Bauch, Beine, Po 1

Benötigte Hilfsmittel: keine
Trainingsdauer: 25 Minuten
Trainingsmodus: Zirkeltraining

1 2 3

	Übungen	Wiederholungen/ Belastungszeit	Pause in Sek.	Sätze	Intensität	Seite
1	Kniebeuge	15 Wdh.	20	2	1	119
2	Crunch	15 Wdh.	20	2	1	115
3	Seitstütz mit abgelegten Knien	30 Sek.	20	2	1	112
4	Seitlicher Ausfallschritt	15 Wdh.	20	2	1	121
5	Crunch aus dem Vierfüßlerstand	15 Wdh.	20	2	1	116
6	Frontstütz mit Armheben	30 Sek.	20	2	1	114
7	Beckenheben	15 Wdh.	20	2	1	122
8.	Ausfallschritt	15 Wdh.	20	2	1	120

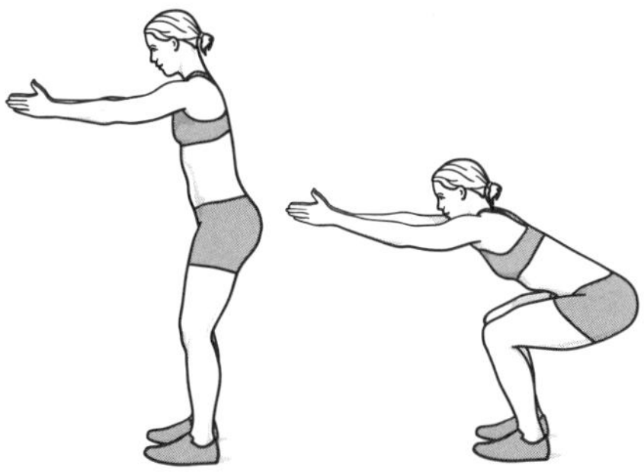

1 Kniebeuge

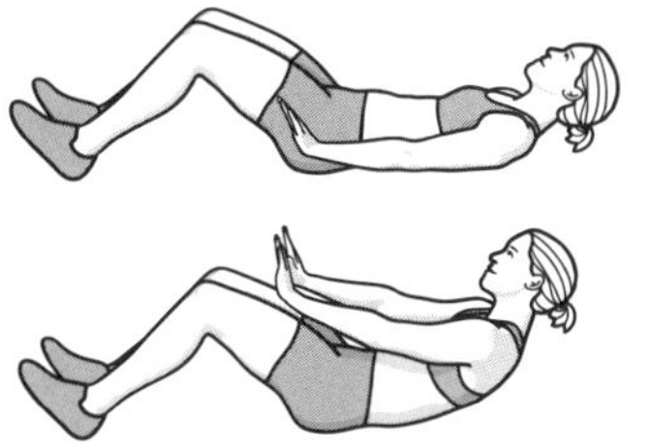

2 Crunch

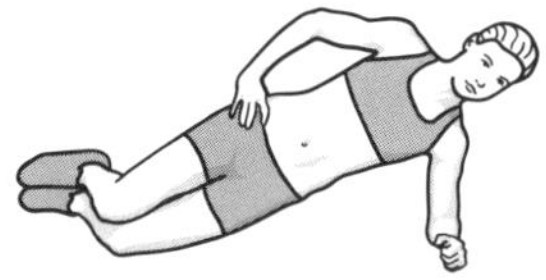

3 Seitstütz mit abgelegten Knien

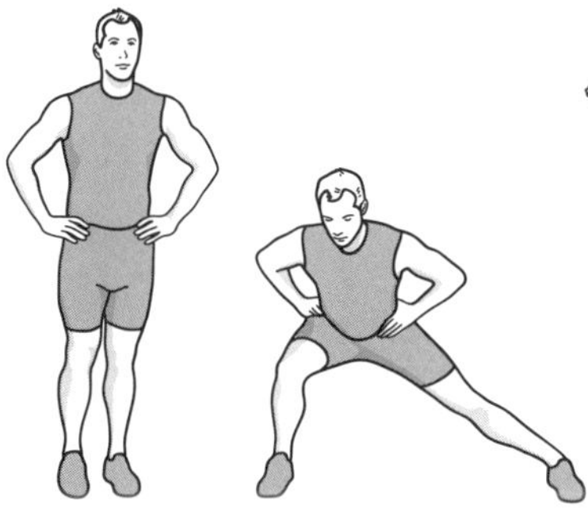

4 Seitlicher Ausfallschritt

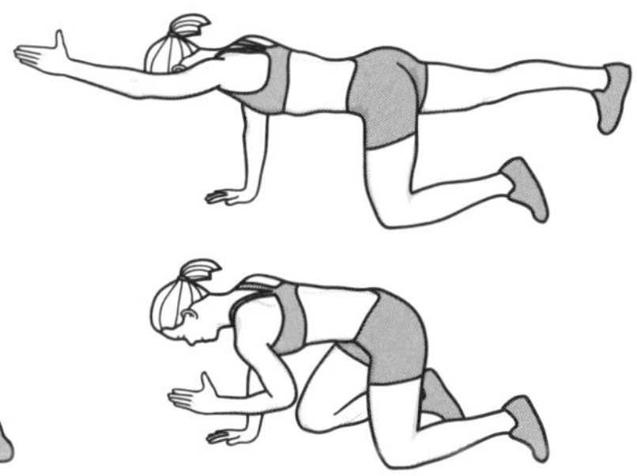

5 Crunch aus dem Vierfüßlerstand

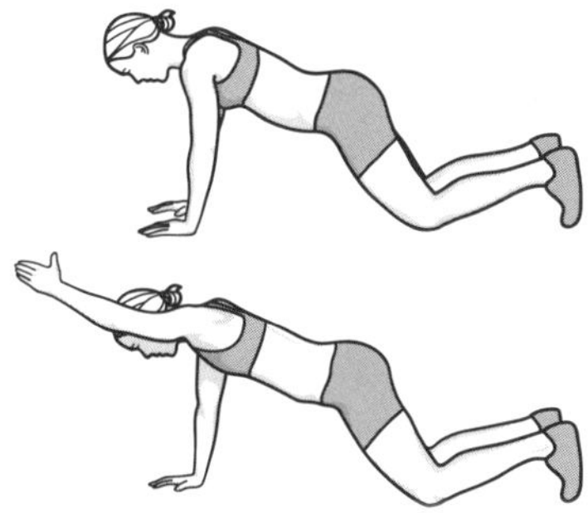

6 Frontstütz mit Armheben

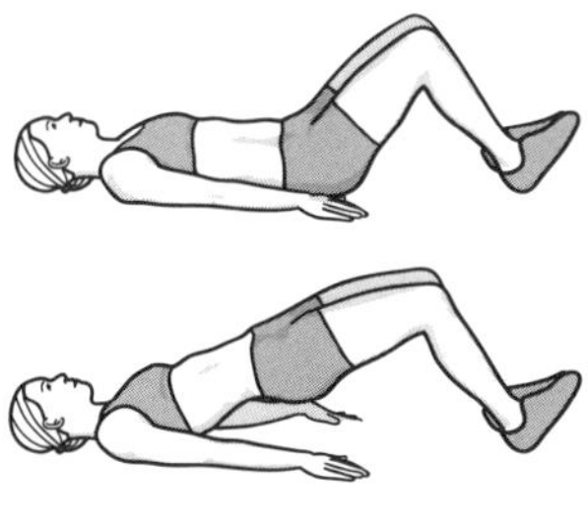

7 Beckenheben

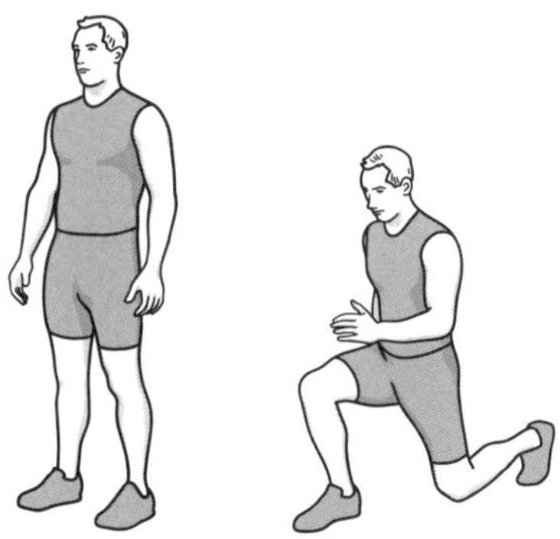

8 Ausfallschritt

16 Bauch, Beine, Po 2

Benötigte Hilfsmittel: Handtuch
Trainingsdauer: 20 Minuten
Trainingsmodus: Zirkeltraining

1 **2** 3

	Übungen	Wiederholungen/ Belastungszeit	Pause in Sek.	Sätze	Intensität	Seite
1	Gleitender Ausfallschritt	20 Wdh.	20	2	2	121
2	Gleitender Bergsteiger	45 Sek.	20	2	1	125
3	Gleitender Beincurl	20 Wdh.	20	2	1	121
4	Seitstütz mit Hüftrotation	20 Wdh.	20	2	2	113
5	Käfer	45 Sek.	20	2	2	118
6	Gleitender seitlicher Ausfallschritt	20 Wdh.	20	2	2	121

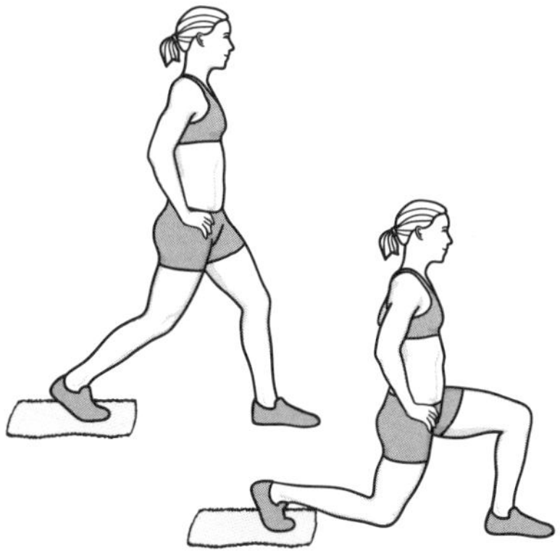

1 Gleitender Ausfallschritt

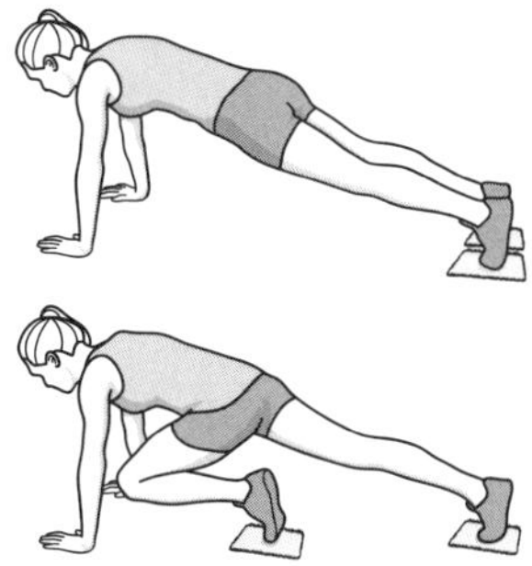

2 Gleitender Bergsteiger

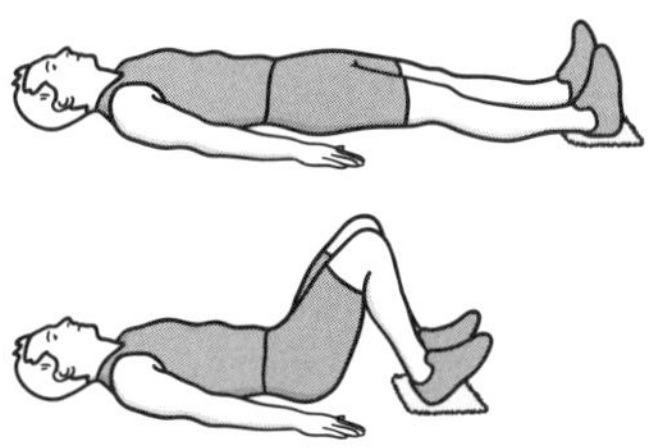

3 Gleitender Beincurl

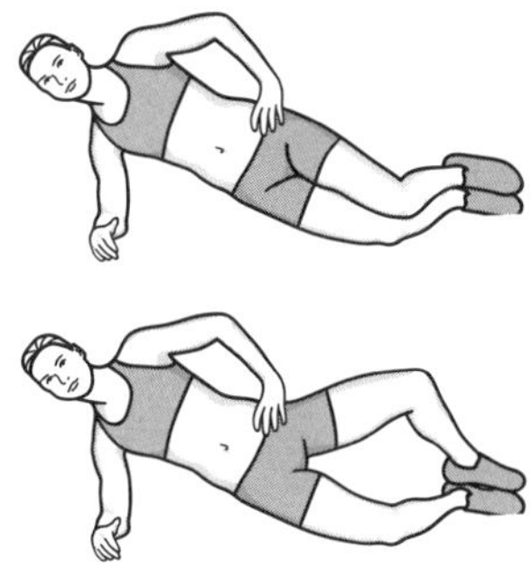

4 Seitstütz mit Hüftrotation

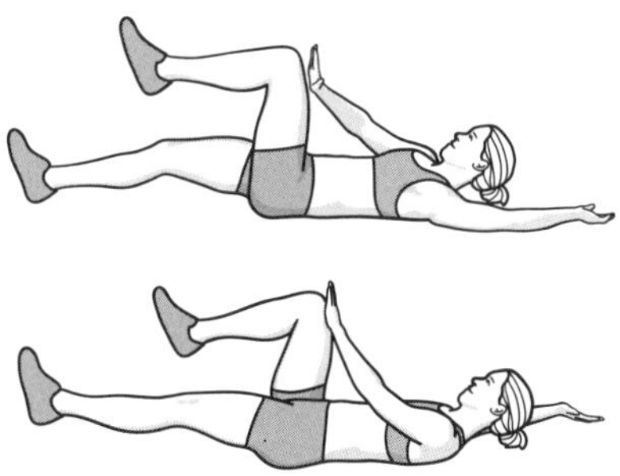

5 Käfer

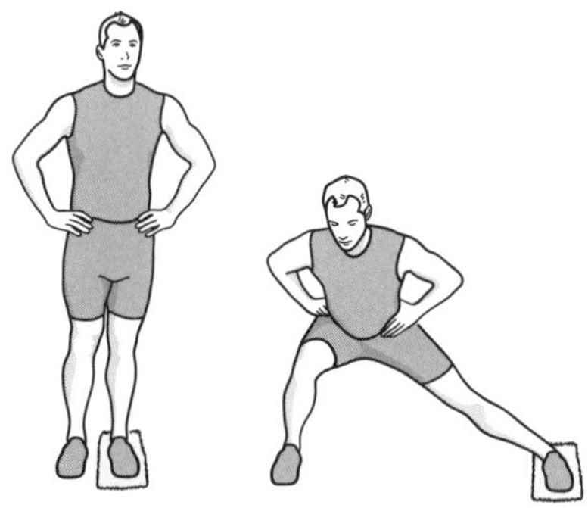

6 Gleitender seitlicher Ausfallschritt

17 Bauch, Beine, Po 3

Benötigte Hilfsmittel: Box oder stabile Kiste
Trainingsdauer: 20 Minuten
Trainingsmodus: Zirkeltraining

1 2 **3**

	Übungen	Wiederholungen/ Belastungszeit	Pause in Sek.	Sätze	Intensität	Seite
1	Kniebeugensprung	45 Sek.	20	2	1	124
2	Diagonaler Crunch mit Beinanziehen	20 Wdh.	20	2	2	116
3	Dynamischer Seitstütz	20 Wdh.	20	2	2	112
4	Ausfallschrittsprung	45 Sek.	20	2	3	124
5	Unterarmstütz mit wechselndem Beinanheben	45 Sek.	20	2	2	111
6	Erhöhtes Beckenheben	20 Wdh.	20	2	1	122
7	Gestrecktes Beinsenken	20 Wdh.	20	2	3	117
8	Gedrehter Seitstütz	20 Wdh.	20	2	2	112

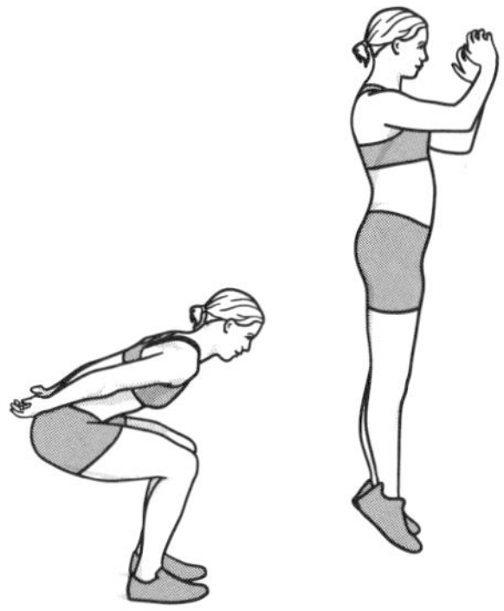

1 Kniebeugensprung

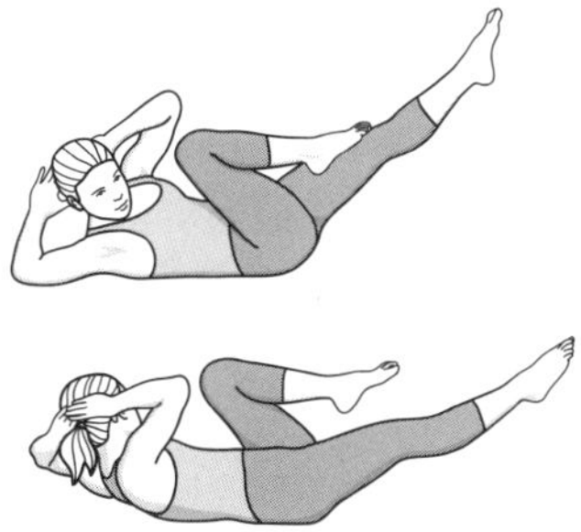

2 Diagonaler Crunch mit Beinanziehen

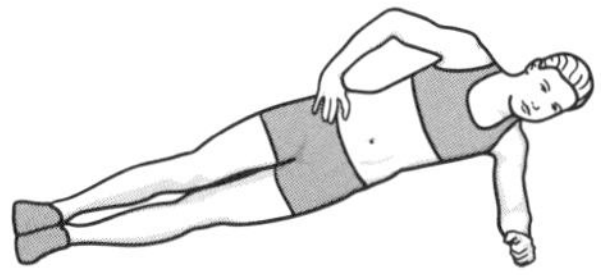

3 Dynamischer Seitstütz

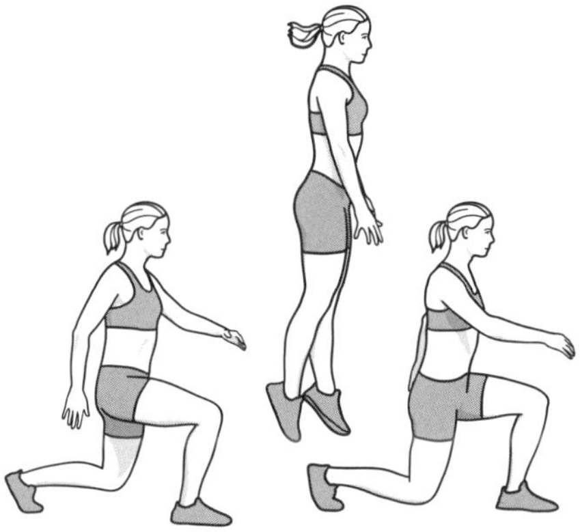

4 Ausfallschrittsprung

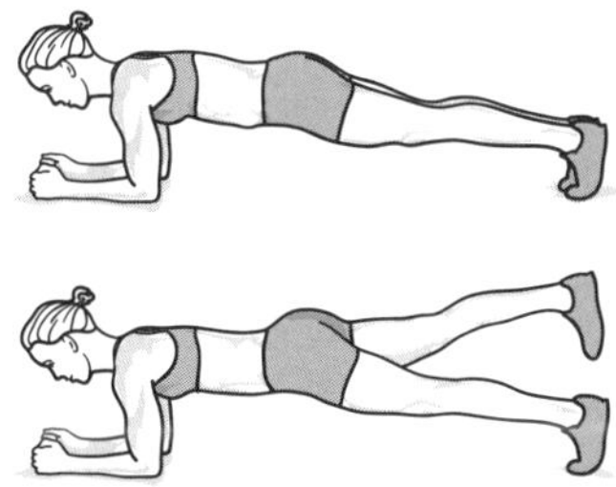

5 Unterarmstütz mit abwechselndem Beinanheben

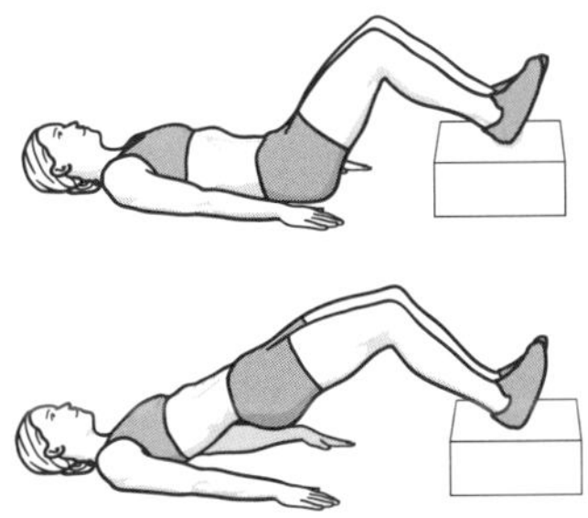

6 Erhöhtes Beckenheben

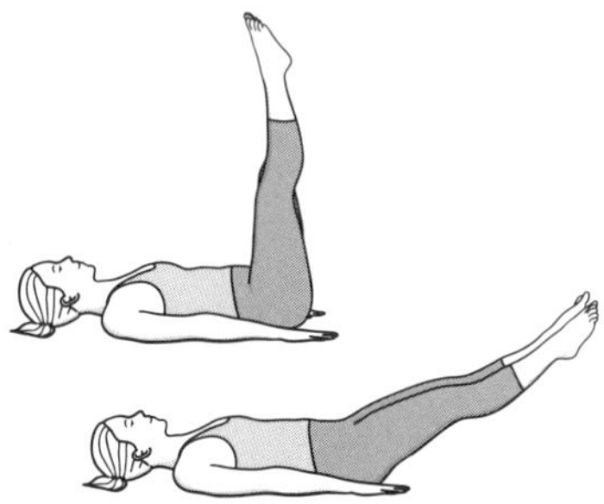

7 Gestrecktes Beinsenken

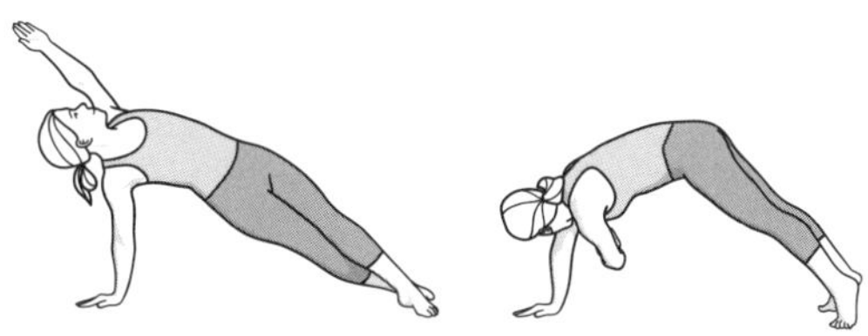

3 Gedrehter Seitstütz

18 Rücken-Spezial 1

Benötigte Hilfsmittel: Tisch
Trainingsdauer: 20 Minuten
Trainingsmodus: Zirkeltraining

1 **2** 3

	Übungen	Wiederholungen/ Belastungszeit	Pause in Sek.	Sätze	Intensität	Seite
1	Frontstütz mit Armheben	40 Sek.	20	2	1	114
2	Seitstütz	40 Sek.	20	2	2	111
3	Schwimmer	40 Sek.	20	2	1	118
4	Unterarmstütz	40 Sek.	20	2	2	111
5	Latdrücken in Rückenlage	15 Wdh.	20	2	2	117
6	Vierfüßlerstand mit angehobenen Knien	40 Sek.	20	2	1	115
7	Umgekehrtes Rudern am Tisch	15 Wdh.	20	2	2	110
8	Beckenheben	15 Wdh.	20	2	1	122

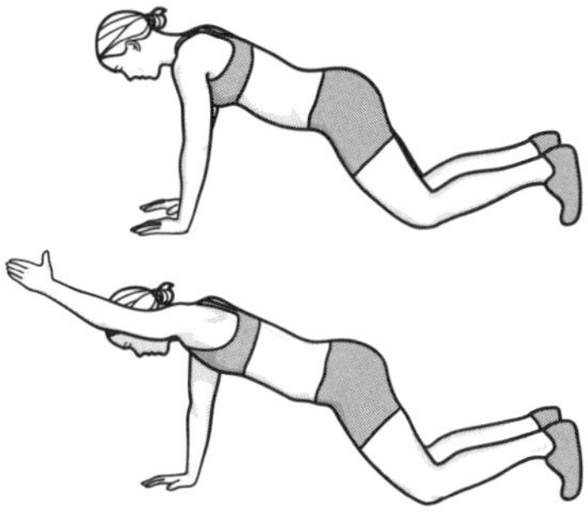

1 Frontstütz mit Armheben

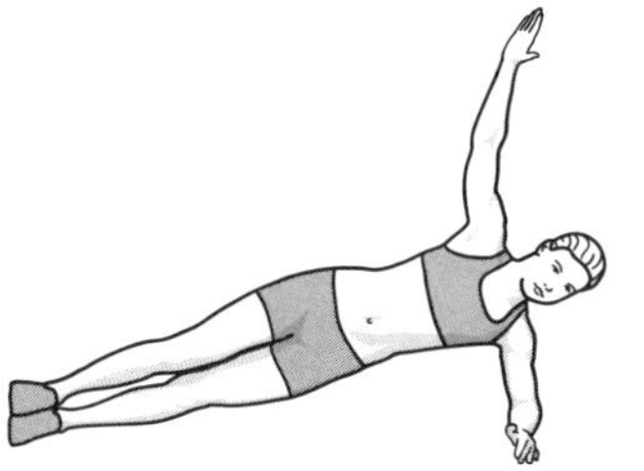

2 Seitstütz

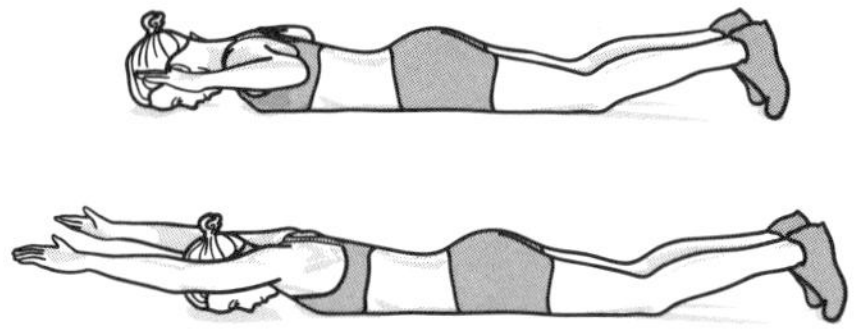

3 Schwimmer

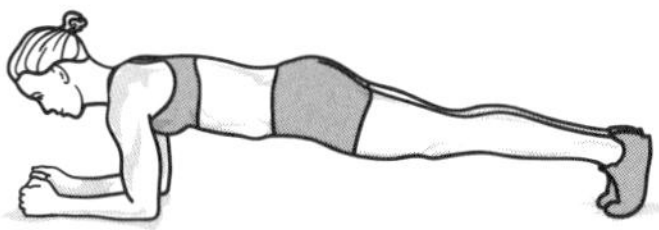

4 Unterarmstütz

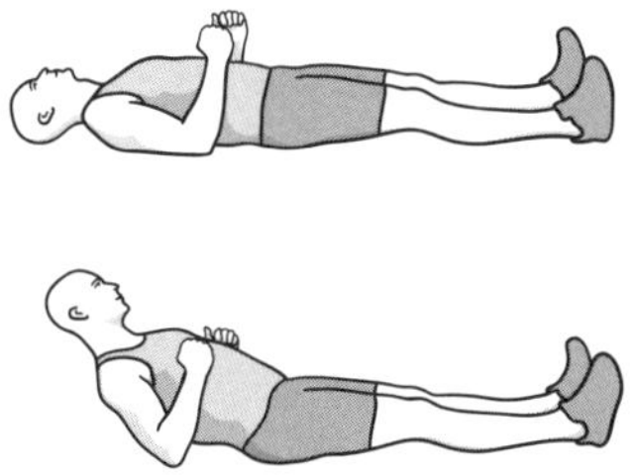

5 Latdrücken in Rückenlage

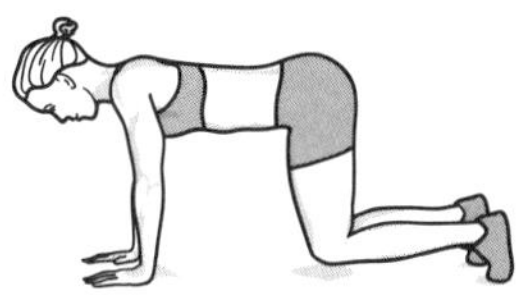

6 Vierfüßlerstand mit angehobenen Knien

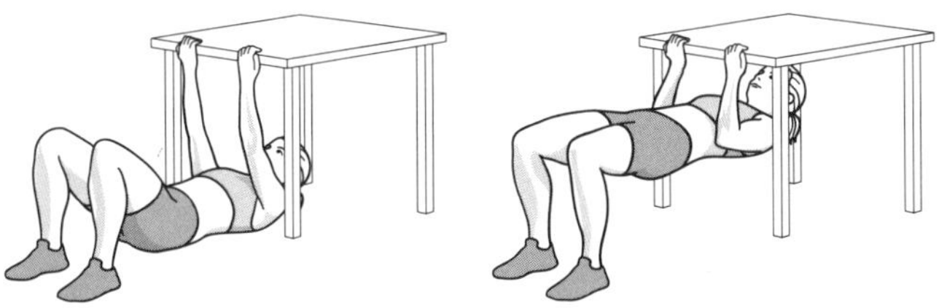

7 Umgekehrtes Rudern am Tisch

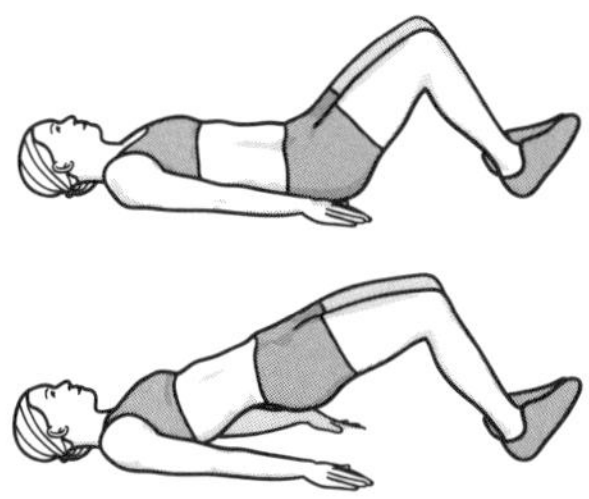

7 Beckenheben

19 Rücken-Spezial 2

Benötigte Hilfsmittel: Klimmzugstange oder Ast (wenn du im Freien trainierst)
Trainingsdauer: 20 Minuten
Trainingsmodus: Zirkeltraining

1 2 **3**

	Übungen	Wiederholungen/ Belastungszeit	Pause in Sek.	Sätze	Intensität	Seite
1	Zweipunktstütz	45 Sek.	20	2	2	113
2	Seitstütz	45 Sek.	20	2	2	111
3	Klimmzug	15 Wdh.	20	2	3	110
4	Armheben aus der Bauchlage	15 Wdh.	20	2	1	119
5	Liegende Rumpfrotation mit gestreckten Beinen	45 Sek.	20	2	3	117
6	Unterarmstütz mit wechselndem Beinanheben	45 Sek.	20	2	2	111
7	Paddeln in Bauchlage	45 Sek.	20	2	1	119
8	Einbeiniges Beckenheben	15 Wdh.	20	2	1	122

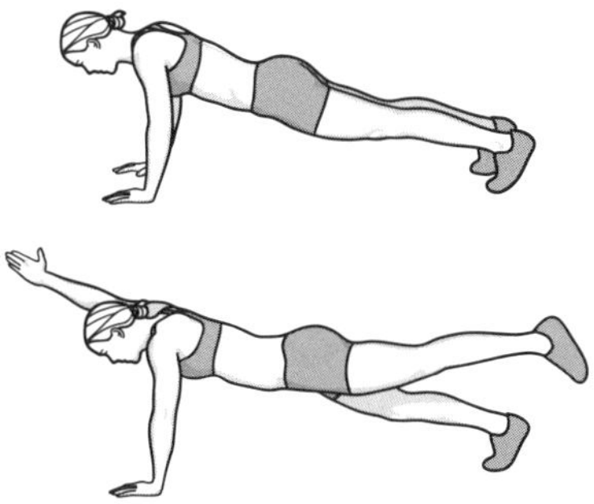

1 Zweipunktstütz

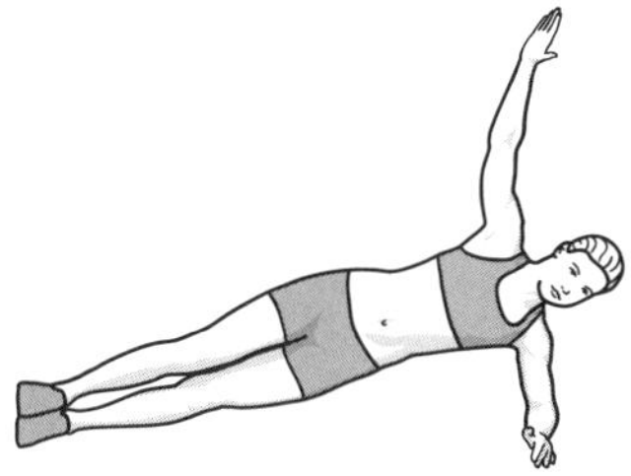

2 Seitstütz

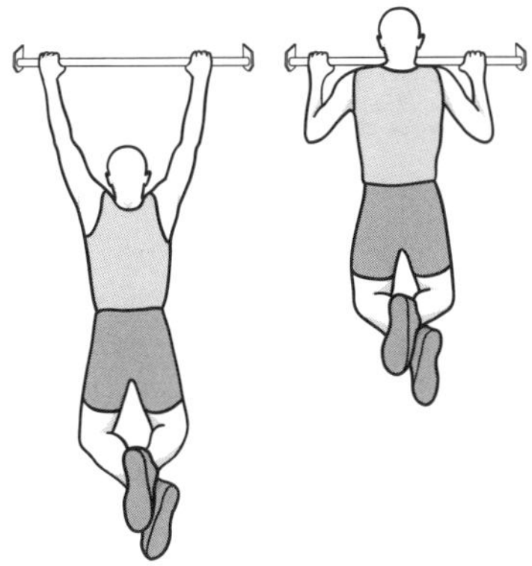

3 Klimmzug

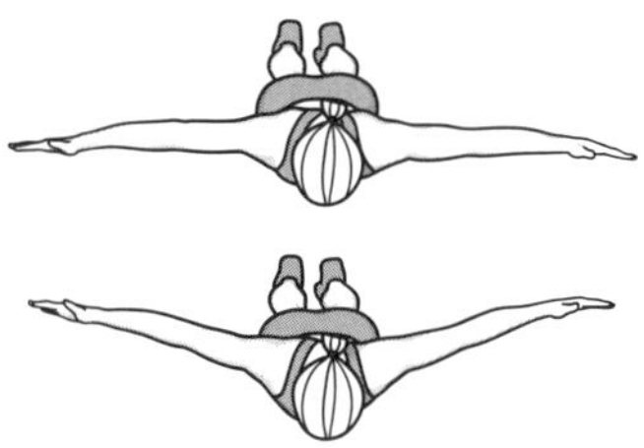

4 Armheben aus der Bauchlage

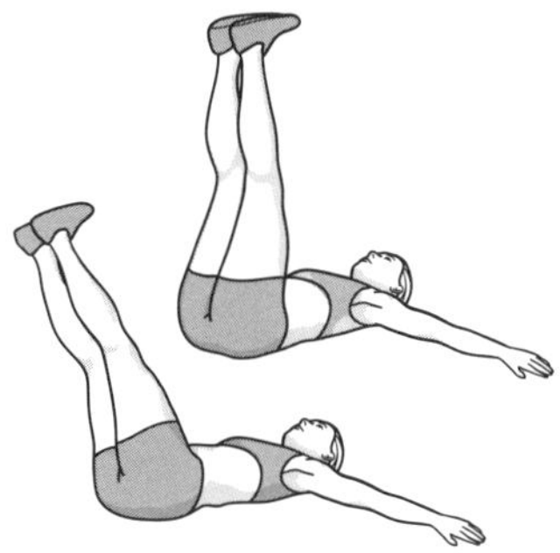

5 Liegende Rumpfrotation mit gestreckten Beinen

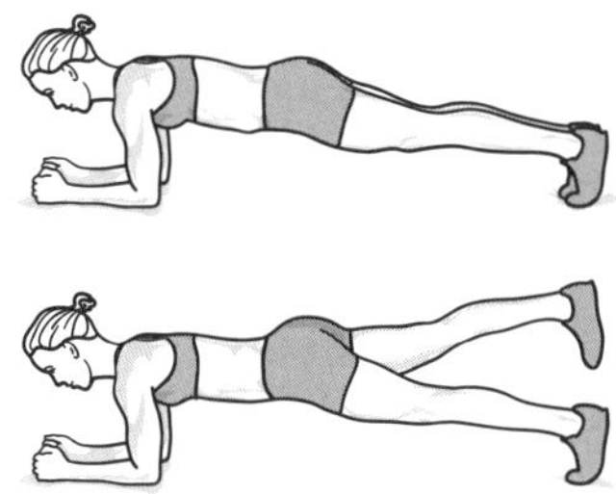

6 Unterarmstütz mit wechselndem Beinanheben

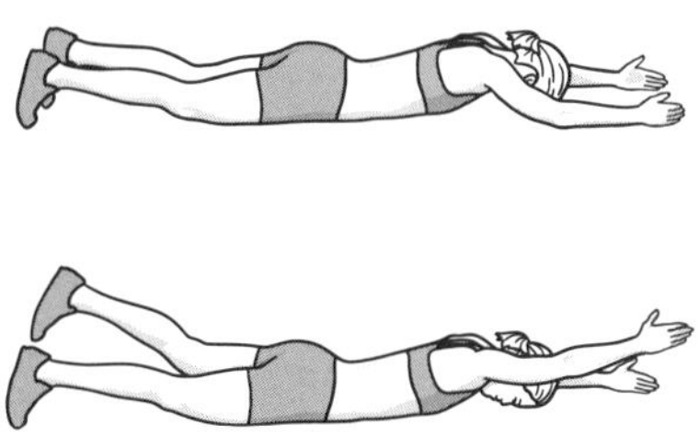

7 Paddeln in Bauchlage

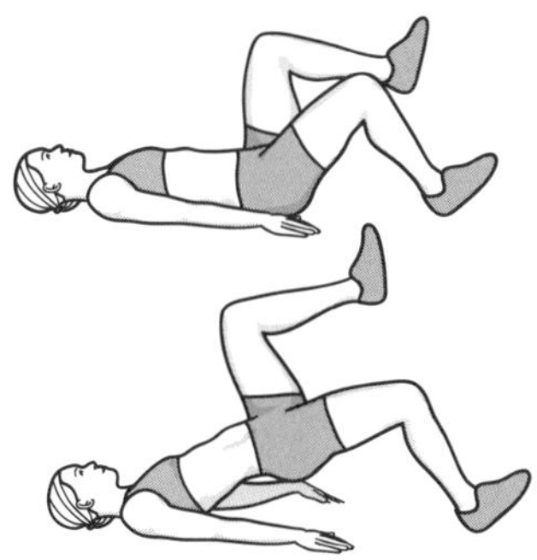

8 Einbeiniges Beckenheben

20 Straffe Arme

Benötigte Hilfsmittel: Tisch, Stuhl oder stabile Kiste
Trainingsdauer: 15 Minuten.
Trainingsmodus: Zirkeltraining

1 2 3

	Übungen	Wiederholungen/ Belastungszeit	Pause in Sek.	Sätze	Intensität	Seite
1	Liegestütz mit abgelegten Knien	15 Wdh.	20	4	1	114
2	Umgekehrtes Rudern am Tisch	15 Wdh.	20	4	2	110
3	Armheben aus der Bauchlage	15 Wdh.	20	4	1	119
4	Dip	15 Wdh.	20	4	1	111

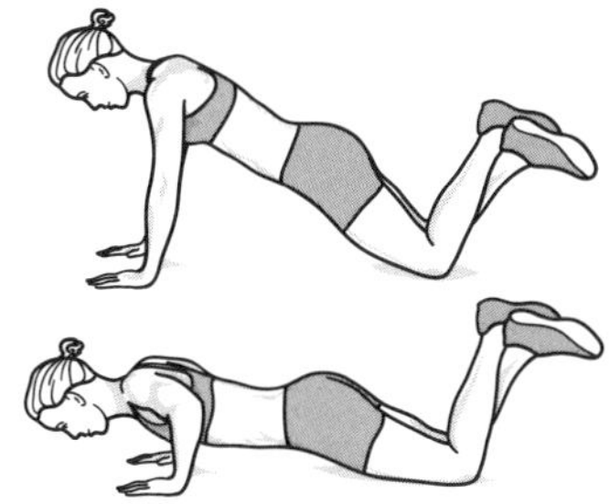

1 Liegestütz mit abgelegten Knien

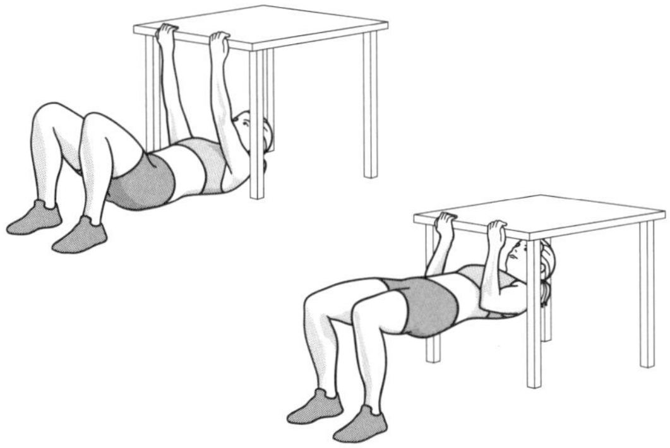

2 Umgekehrtes Rudern am Tisch

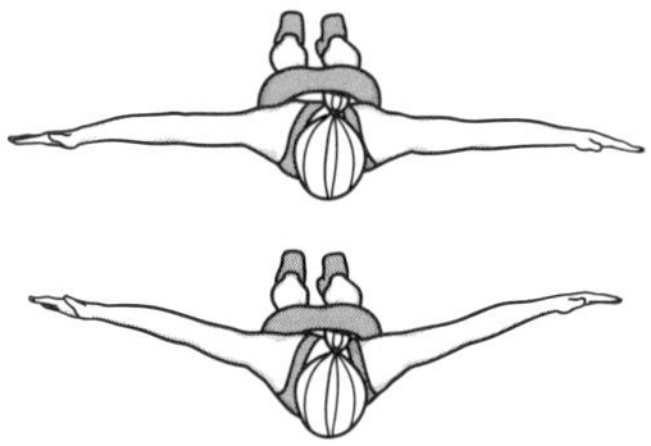

3 Armheben aus der Bauchlage

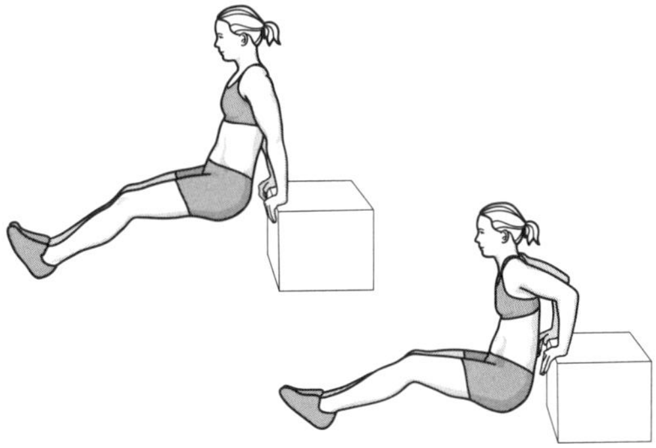

4 Dip

21 Cardio-Power 1

Benötigte Hilfsmittel: keine
Trainingsdauer: 15 Minuten
Trainingsmodus: Zirkeltraining

1 2 3

	Übungen	Wiederholungen/ Belastungszeit	Pause in Sek.	Sätze	Intensität	Seite
1	Hampelmann	30 Sek.	30	3	1	7
2	Käfer	30 Sek.	30	3	2	118
3	Sprinten auf der Stelle	30 Sek.	30	3	1	7
4	Armschere in der Kniebeugenposition	30 Sek.	30	3	1	120
5	Hohe Wechselsprünge auf der Stelle	30 Sek.	30	3	1	123

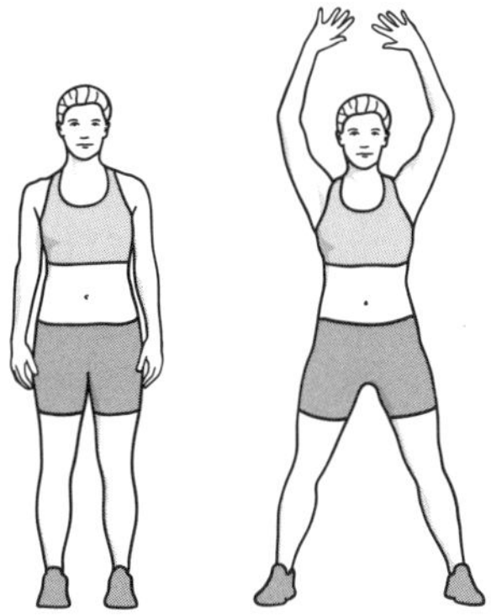

1 Hampelmann

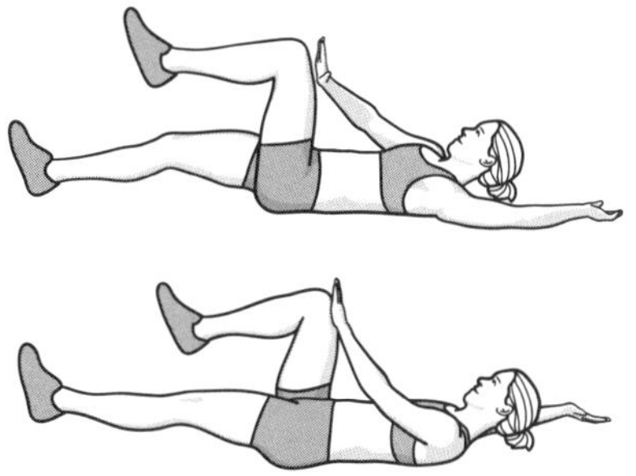

2 Käfer

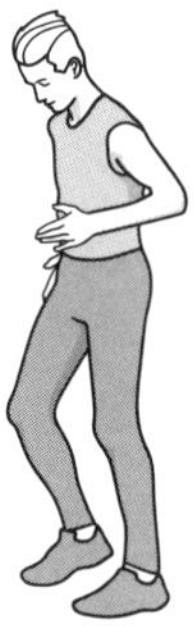

3 Sprinten auf der Stelle

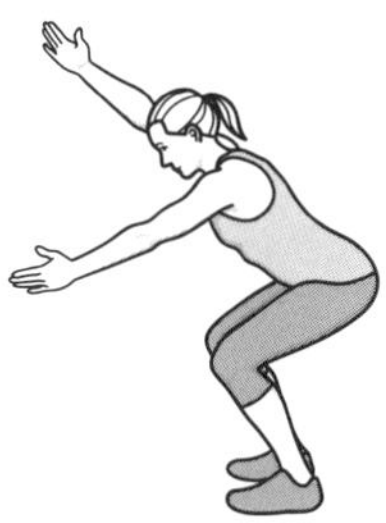

4 Armschere in der Kniebeugenposition

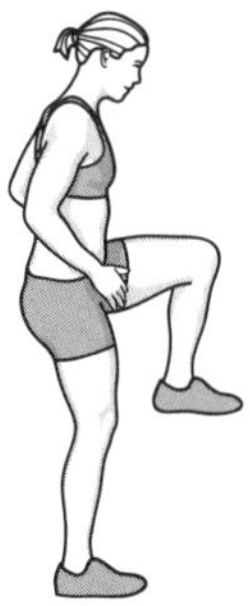

5 Hohe Wechselsprünge auf der Stelle

22 Cardio-Power 2

Benötigte Hilfsmittel: Keine
Trainingsdauer: 15 Minuten
Trainingsmodus: Zirkeltraining

1 **2** 3

	Übungen	Wiederholungen/ Belastungszeit	Pause in Sek.	Sätze	Intensität	Seite
1	Hohe Wechselsprünge mit Überkreuzen	40 Sek.	30	3	1	124
2	Bergsteiger	40 Sek.	30	3	1	125
3	Scherensprung	40 Sek.	30	3	1	123
4	Paddeln in Bauchlage	40 Sek.	30	3	1	119
5	Burpee	15 Wdh.	30	3	3	124

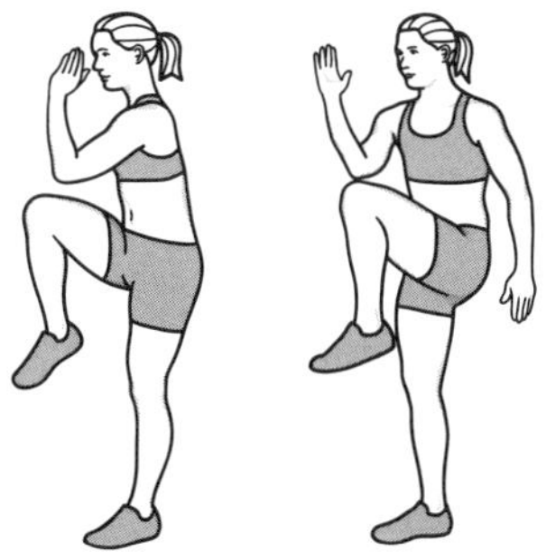

1 Hohe Wechselsprünge mit Überkreuzen

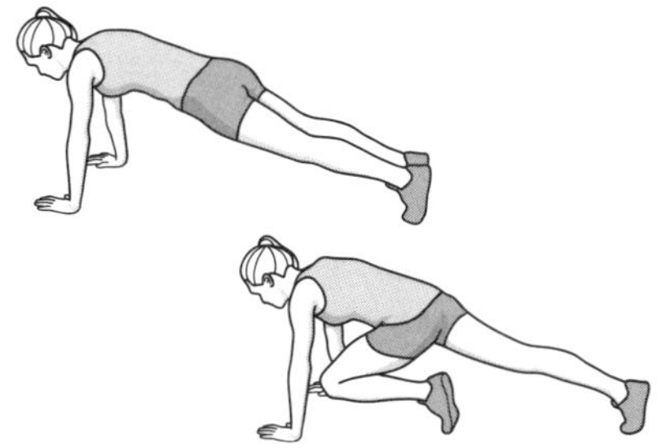

2 Bergsteiger

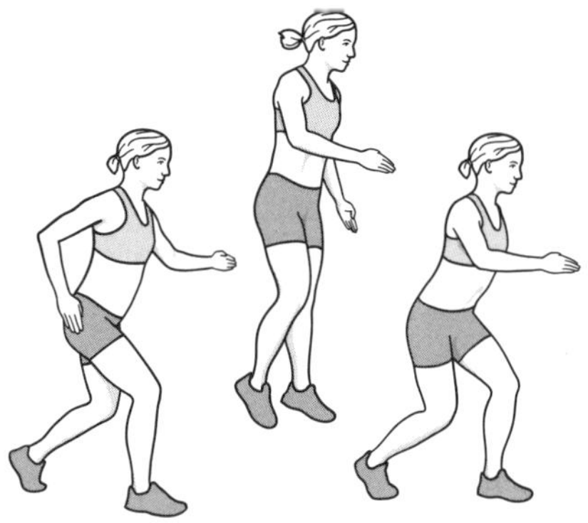

3 Scherensprung

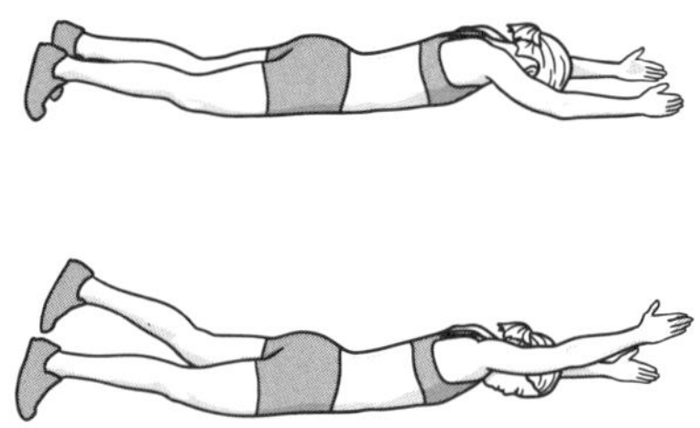

4 Paddeln in Bauchlage

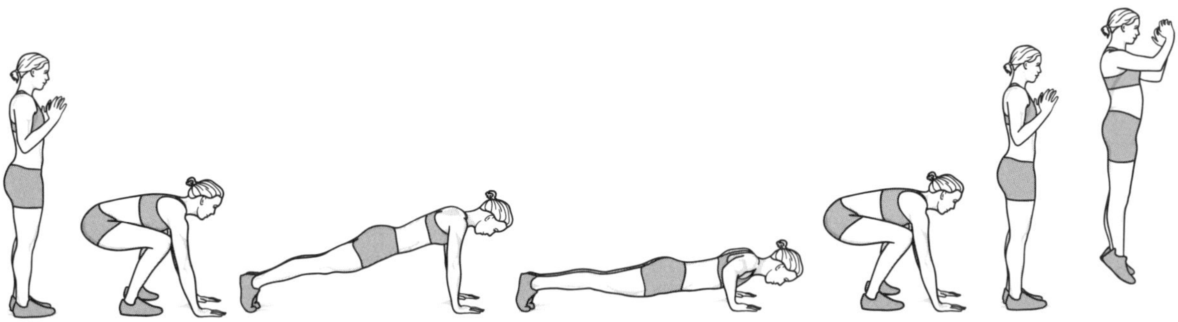

5 Burpee

23 Ganzkörpertraining in 15 Minuten

Benötigte Hilfsmittel: Stuhl oder stabile Kiste
Trainingsdauer: 15 Minuten
Trainingsmodus: Zirkeltraining

1 **2** 3

	Übungen	Wiederholungen/ Belastungszeit	Pause in Sek.	Sätze	Intensität	Seite
1	Seilspringen	40 Sek.	20	2	1	123
2	Crunch aus dem Vierfüßlerstand	15 Wdh.	20	2	1	116
3	Dip	15 Wdh.	20	2	1	111
4	Erhöhter Ausfallschritt	15 Wdh.	20	2	2	120
5	Latdrücken in Rückenlage	15 Wdh.	20	2	2	117
6	Hohe Wechselsprünge mit Überkreuzen	40 Sek.	20	2	1	124
7	Seitstütz mit Beinanheben	15 Wdh.	20	2	2	112

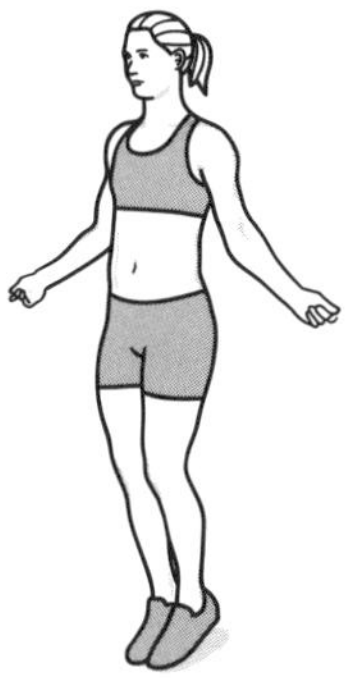

1 Seilspringen

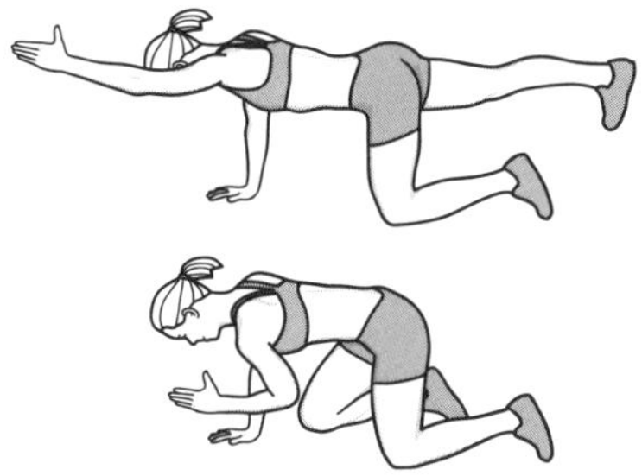

2 Crunch aus dem Vierfüßlerstand

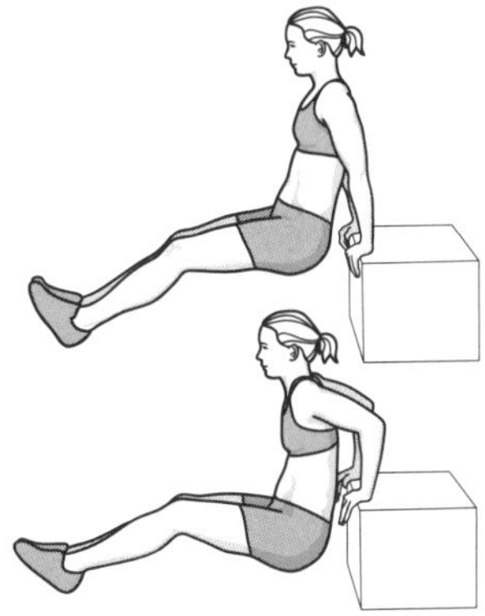

3 Dip

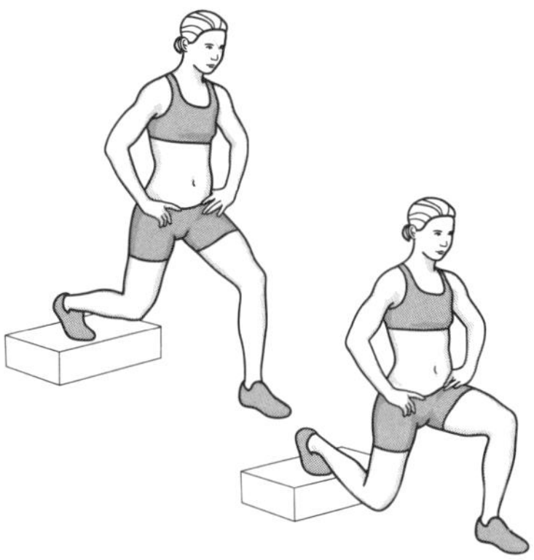

4 Erhöhter Ausfallschritt

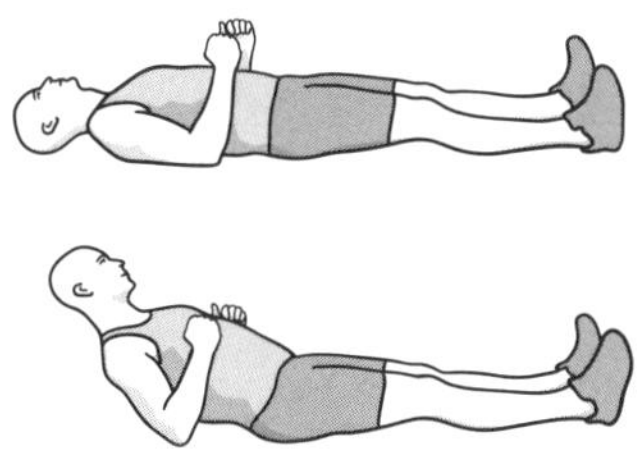

5 Latdrücken in Rückenlage

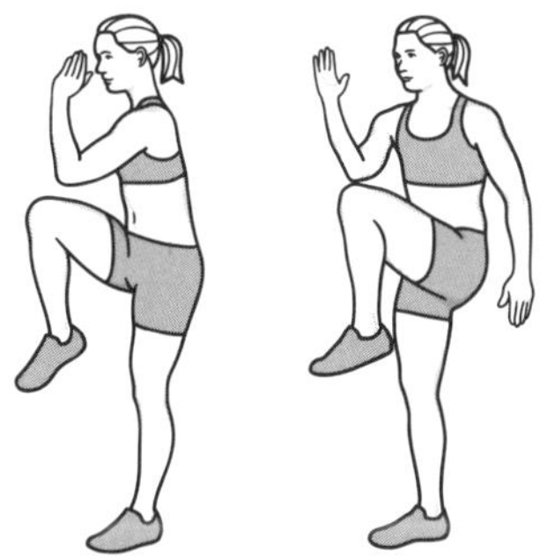

6 Hohe Wechselsprünge mit Überkreuzen

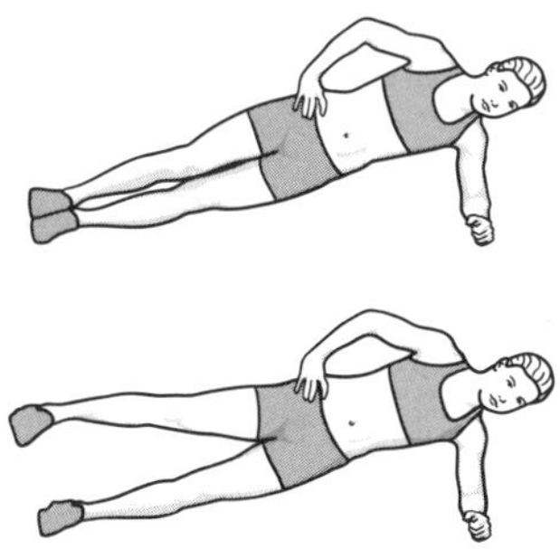

7 Seitstütz mit Beinanheben

24 Schnelles Ganzkörpertraining für Einsteiger 1

Benötigte Hilfsmittel: Stuhl oder stabile Kiste
Trainingsdauer: 7 Minuten
Trainingsmodus: Zirkeltraining

1 2 3

	Übungen	Belastungszeit in Sek.	Pause in Sek.	Sätze	Intensität	Seite
1	Ausfallschritt	30	15	1	1	120
2	Frontstütz mit Armheben	30	15	1	1	114
3	Anfersen	30	15	1	1	7
4	Dip	30	15	1	1	111
5	Seitstütz mit abgelegten Knien	30 pro Seite	15	1	1	112
6	Hampelmann	30	15	1	1	7
7	Armschere in der Kniebeugenposition	30	15	1	1	120
8	Einbeiniges Beckenheben	30 pro Seite	15	1	1	122

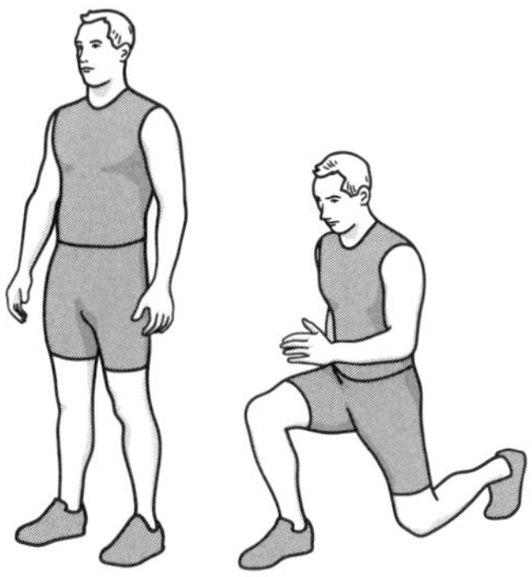

1 Ausfallschritt

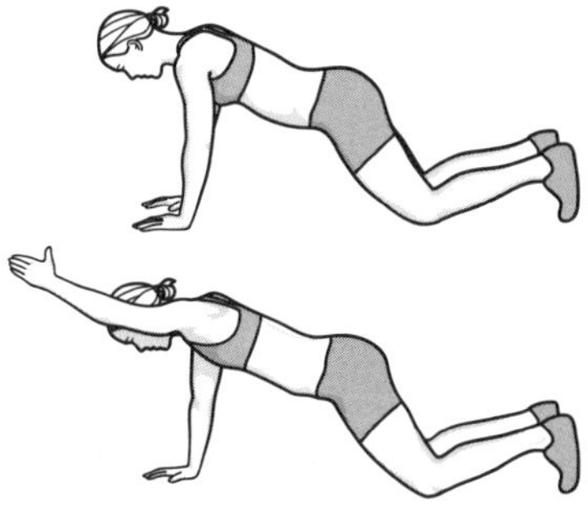

2 Frontstütz mit Armheben

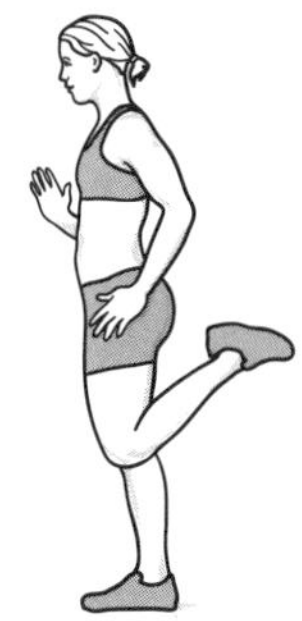

3 Anfersen

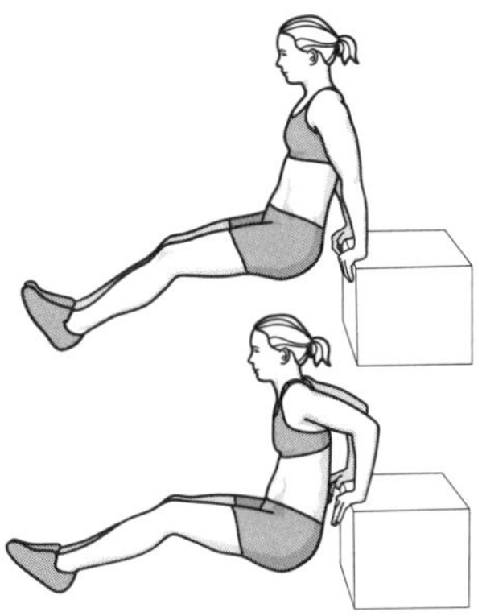

4 Dip

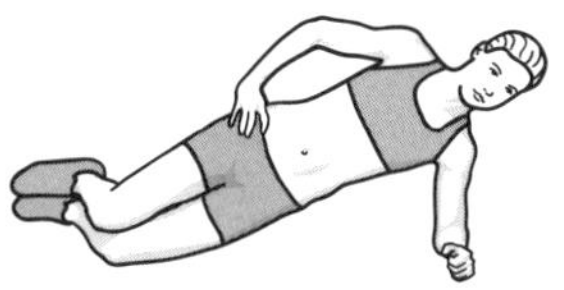

5 Seitstütz mit abgelegten Knien

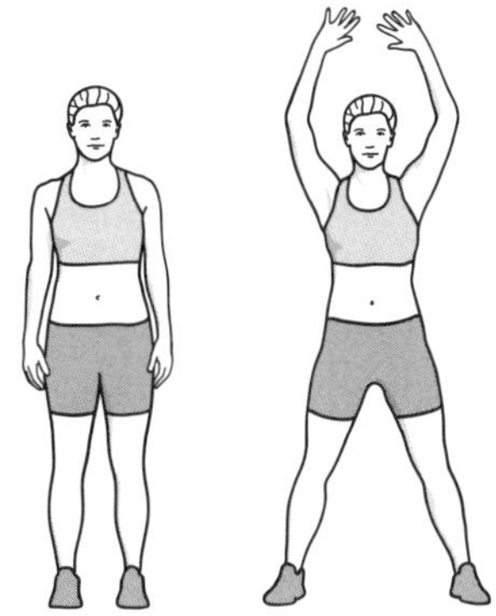

6 Hampelmann

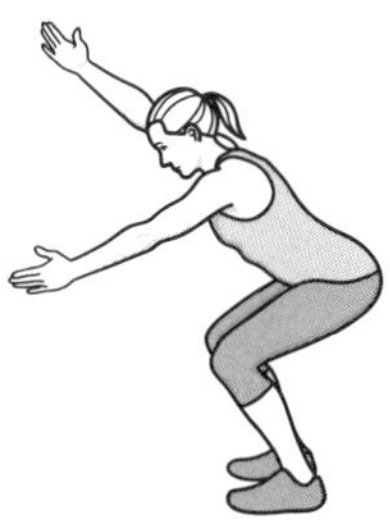

7 Armschere in der Kniebeugenposition

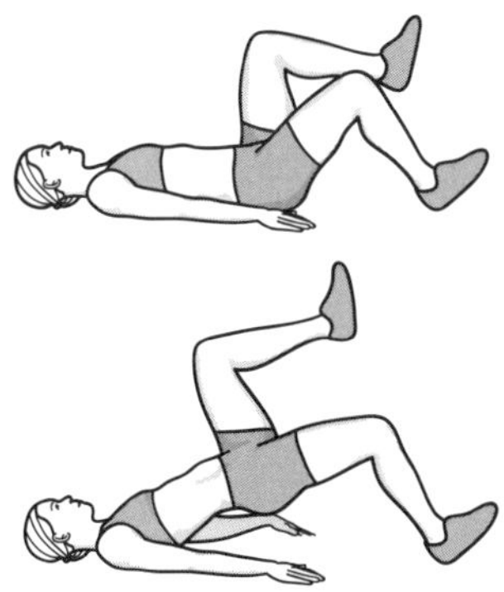

8 Einbeiniges Beckenheben **9**

25 Schnelles Ganzkörpertraining für Einsteiger 2

Benötigte Hilfsmittel: keine
Trainingsdauer: 7 Minuten
Trainingsmodus: Zirkeltraining

1 2 3

	Übungen	Belastungszeit in Sek.	Pause in Sek.	Sätze	Intensität	Seite
1	Hohe Wechselsprünge auf der Stelle	30	15	1	1	123
2	Crunch	30	15	1	1	115
3	Liegestütz mit abgelegten Knien	30	15	1	1	114
4	Einbeiniges Beckenheben	30 pro Seite	15	1	1	122
5	Anfersen	30	15	1	1	7
6	Liegende Rumpfrotation mit angewinkelten Beinen	30	15	1	1	116
7	Bergsteiger	30	15	1	1	125
8	Seitlicher Ausfallschritt	30 pro Seite	15	1	1	121

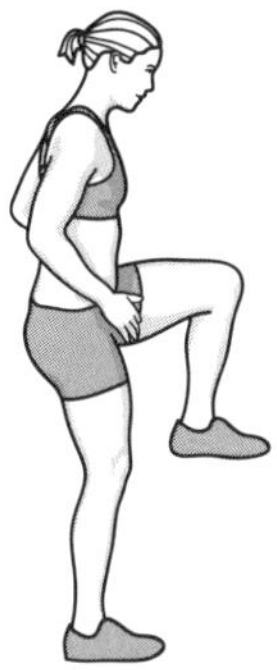

1 Hohe Wechselsprünge auf der Stelle

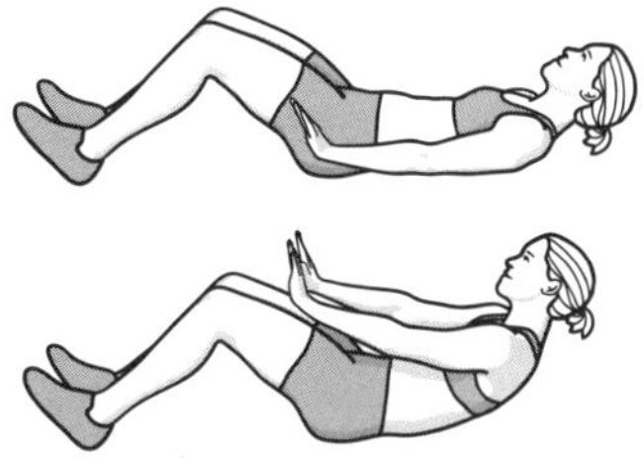

2 Crunch

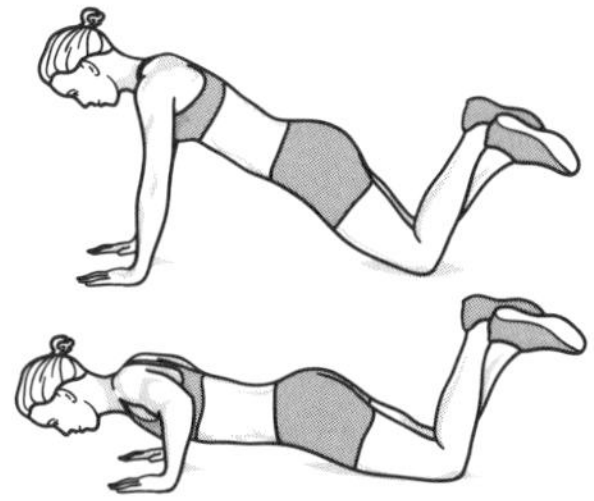

3 Liegestütz mit abgelegten Knien

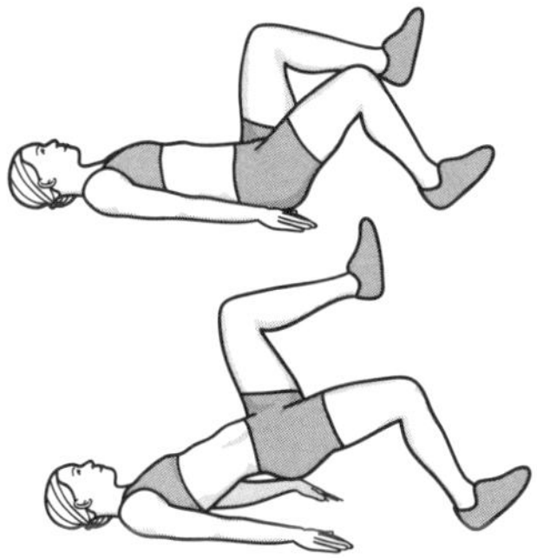

4 Einbeiniges Beckenheben

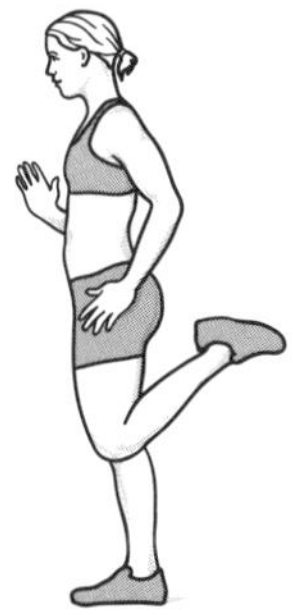

5 Anfersen

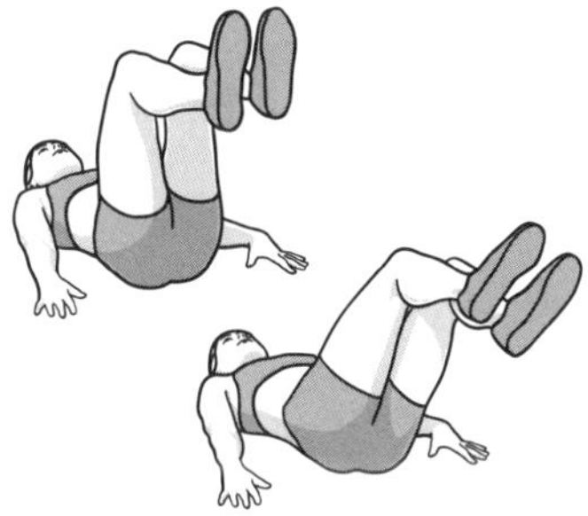

6 Liegende Rumpfrotation mit angewinkelten Beinen

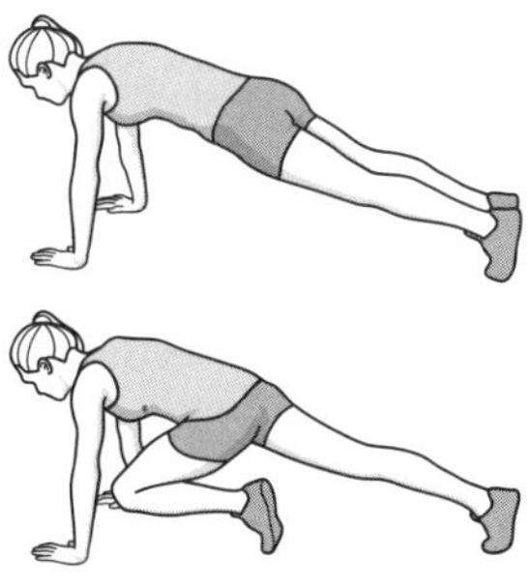

7 Bergsteiger

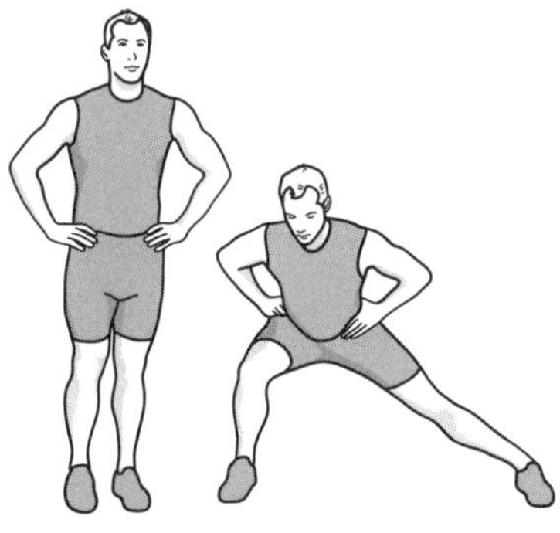

8 Seitlicher Ausfallschritt

26 Schnelles Ganzkörpertraining für Fortgeschrittene

Benötigte Hilfsmittel: Stuhl oder stabile Kiste
Trainingsdauer: 7 MMinuten
Trainingsmodus: Zirkeltraining

1 **2** 3

	Übungen	Belastungszeit in Sek.	Pause in Sek.	Sätze	Intensität	Seite
1	Kniebeugensprung	30	10	1	2	124
2	Liegestütz	30	10	1	2	114
3	Einbeiniges Beckenheben	30 pro Seite	10	1	1	122
4	Seitstütz	30 pro Seite	10	1	2	111
5	Seilspringen	30	10	1	1	123
6	Klappmesser	30	10	1	2	118
7	Unterarmstütz	30	10	1	2	111
8	Armschere in der Kniebeugenposition	30	10	1	1	120
9	Dip	30	10	1	1	111

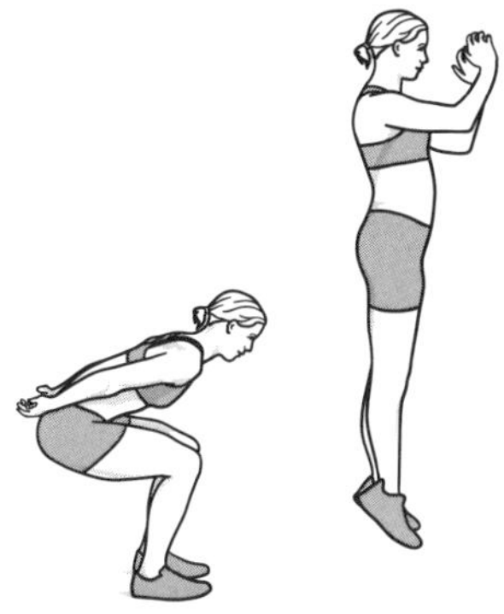

1 Kniebeugensprung

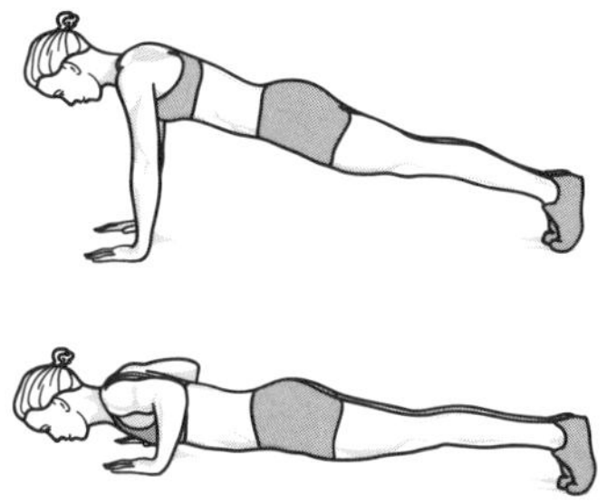

2 Liegestütz

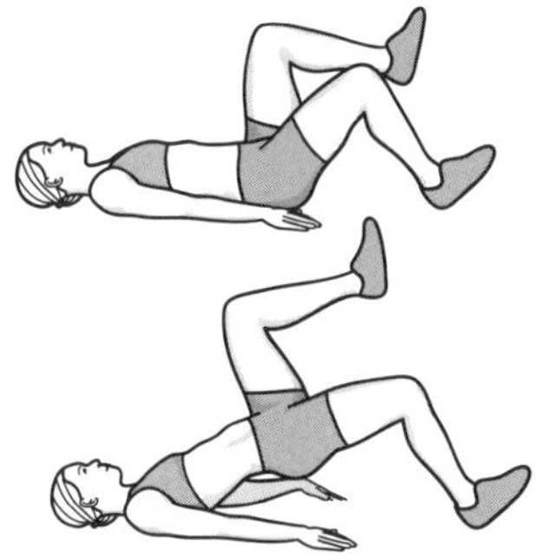

3 Einbeiniges Beckenheben

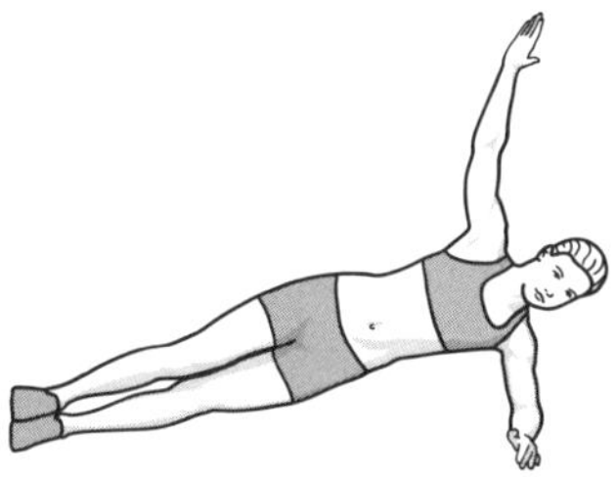

4 Seitstütz

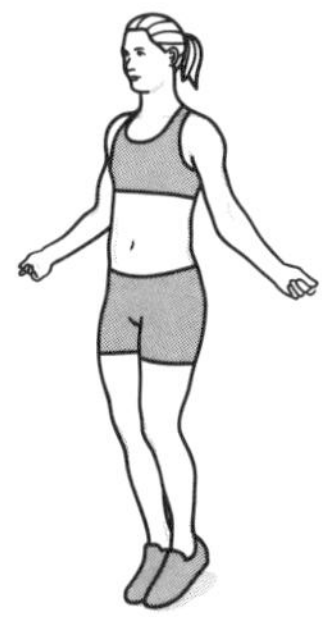

5 Seilspringen

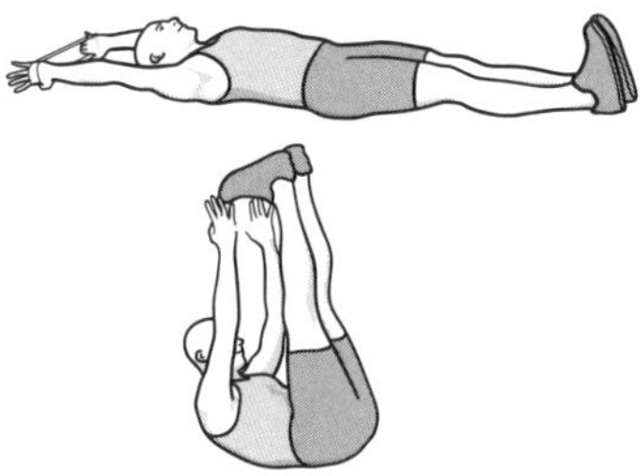

6 Klappmesser

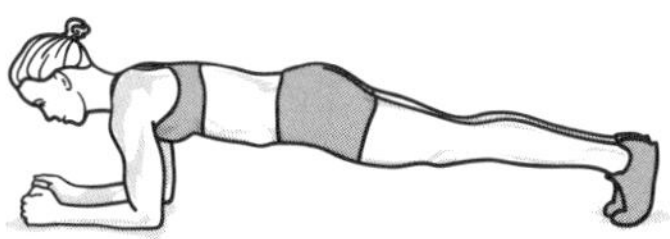

7 Unterarmstütz

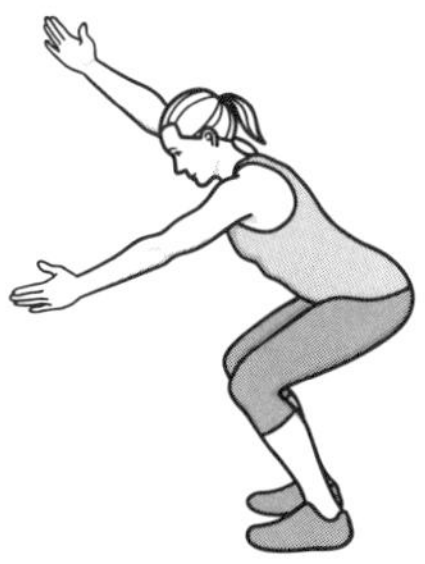

8 Armschere in der Kniebeugenposition

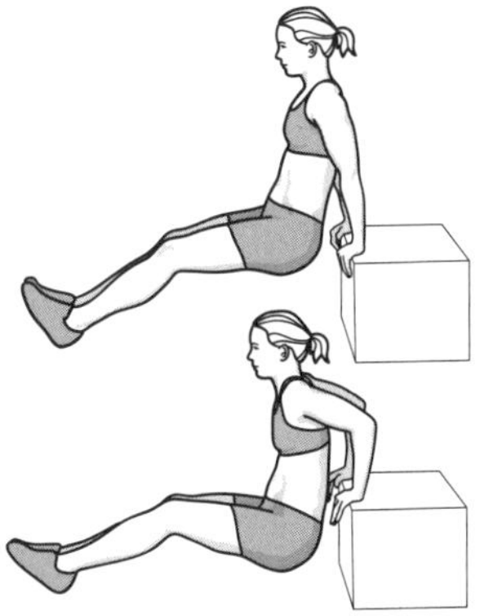

9 Dip

27 Schnelles Ganzkörpertraining 1 für Profis

Benötigte Hilfsmittel: Handtuch, stabile Box oder Kiste
Trainingsdauer: 7 Minuten
Trainingsmodus: Zirkeltraining

1 2 **3**

	Übungen	Belastungszeit in Sek.	Pause in Sek.	Sätze	Intensität	Seite
1	Hampelmann	30	10	1	1	7
2	Käfer	30	10	1	2	118
3	Gleitender Ausfallschritt	30 pro Seite	10	1	2	121
4	T-Stand mit Beinabduktion	30 pro Seite	10	1	3	113
5	Boxsprung	30	10	1	3	124
6	Liegestütz	30	10	1	2	114
7	Liegende Rumpfrotation mit gestreckten Beinen	30	10	1	3	117
8	Sprinten auf der Stelle	30	10	1	1	7
9	Paddeln in Bauchlage	30	10	1	1	119

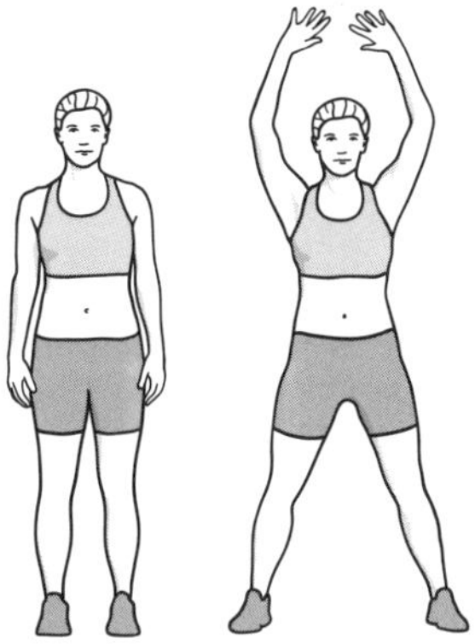

1 Hampelmann

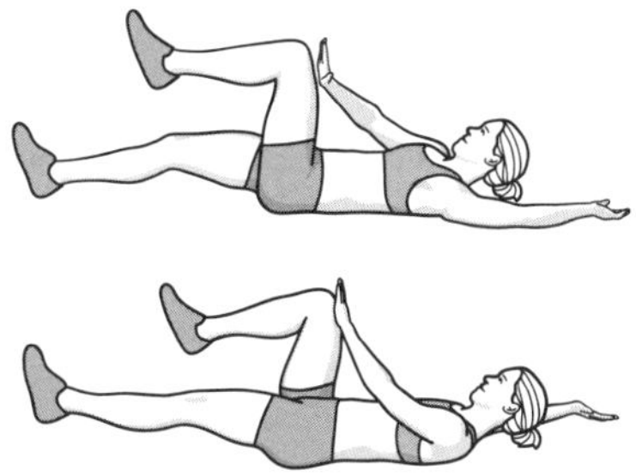

2 Käfer

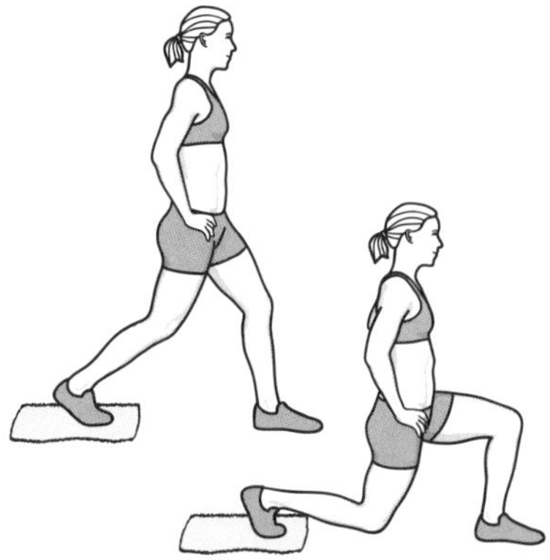

3 Gleitender Ausfallschritt

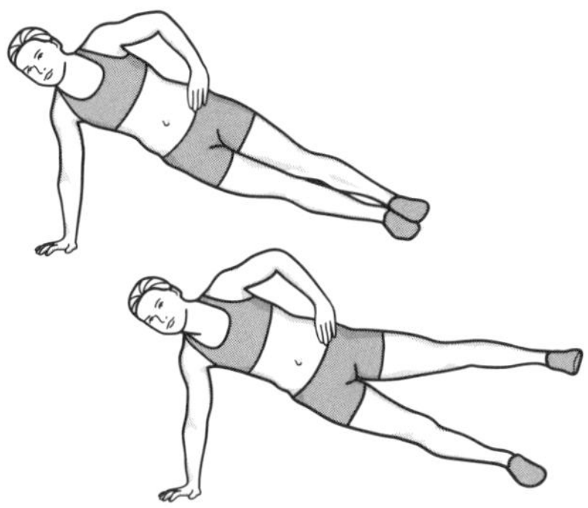

4 T-Stand mit Beinabduktion

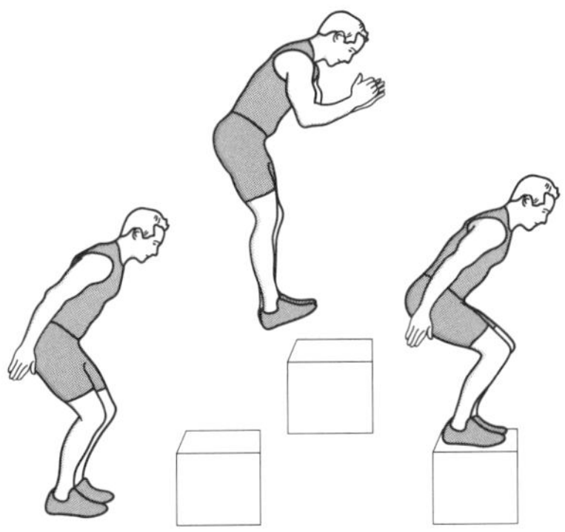

5 Boxsprung

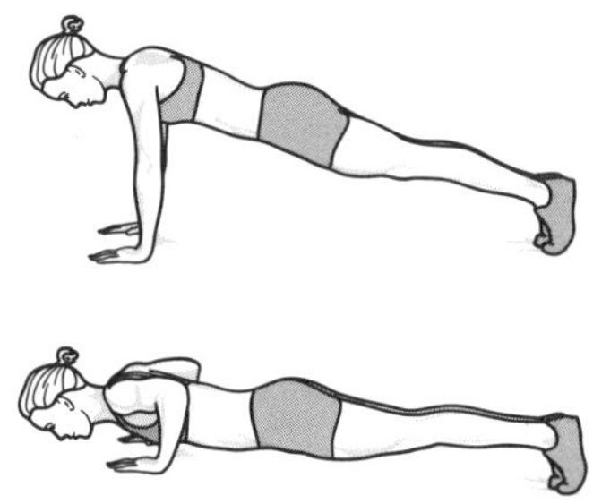

6 Liegestütz

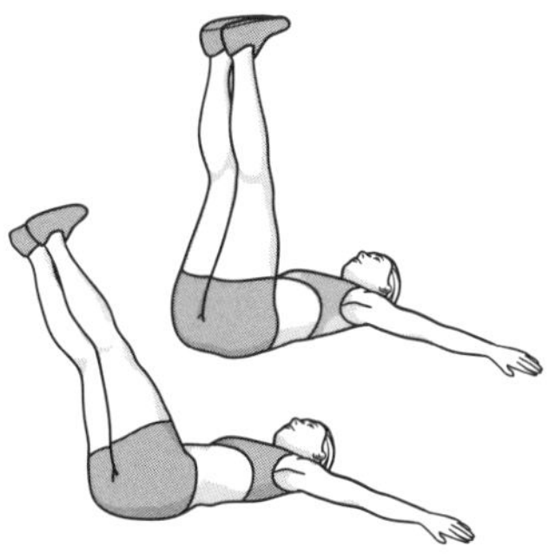

7 Liegende Rumpfrotation mit gestreckten Beinen

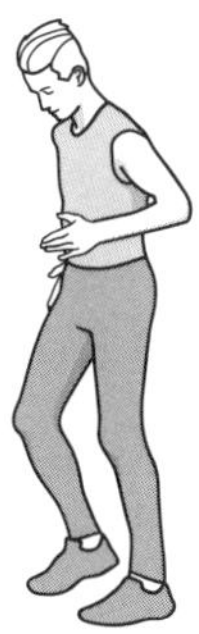

8 Sprinten auf der Stelle

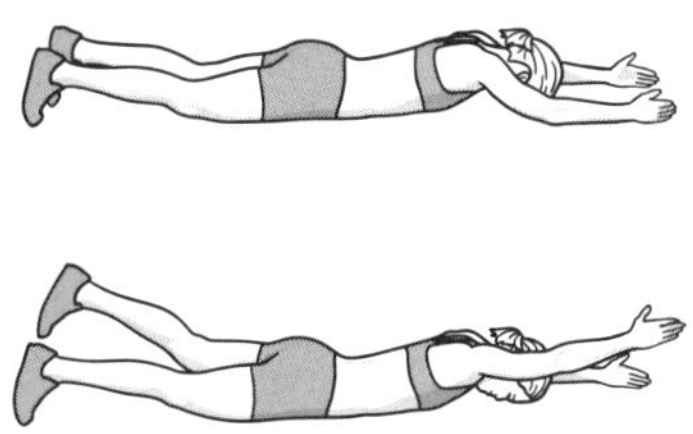

9 Paddeln in Bauchlage

28 Schnelles Ganzkörpertraining 2 für Profis

Benötigtes Hilfsmittel: Stuhl oder stabile Kiste
Trainingsdauer: 7 Minuten
Trainingsmodus: Zirkeltraining

1 2 **3**

	Übungen	Belastungszeit in Sek.	Pause in Sek.	Sätze	Intensität	Seite
1	Ausfallschrittsprung	30	10	2	2	125
2	Diagonaler Crunch	30	10	2	2	116
3	Einbeinige Kniebeuge	30 pro Seite	10	2	3	120
4	Unterarmstütz	30	10	2	2	111
5	Dip	30	10	2	1	111

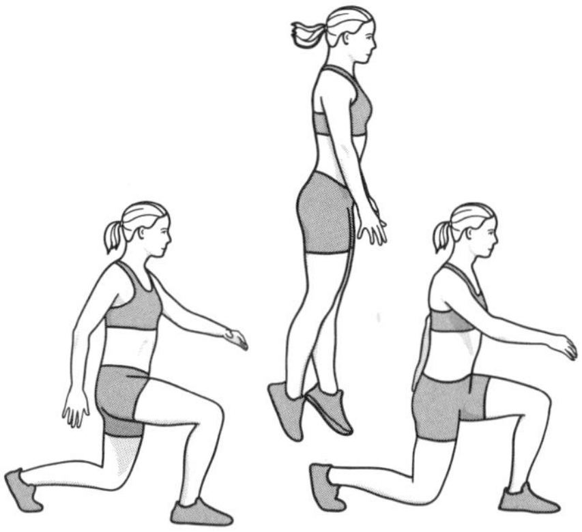

1 Ausfallschrittsprung

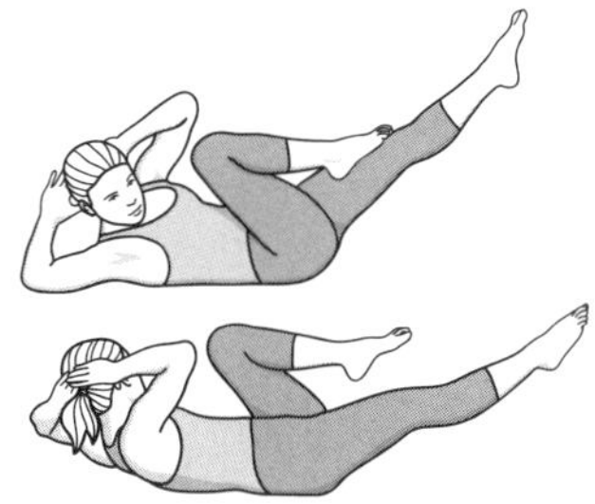

2 Diagonaler Crunch

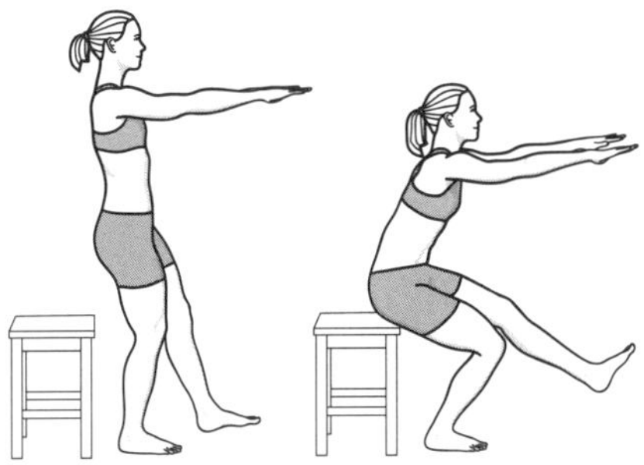

3 Einbeinige Kniebeuge

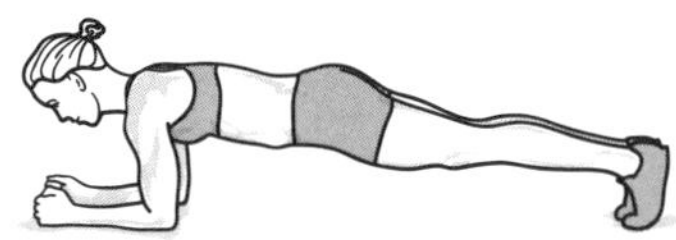

4 Unterarmstütz

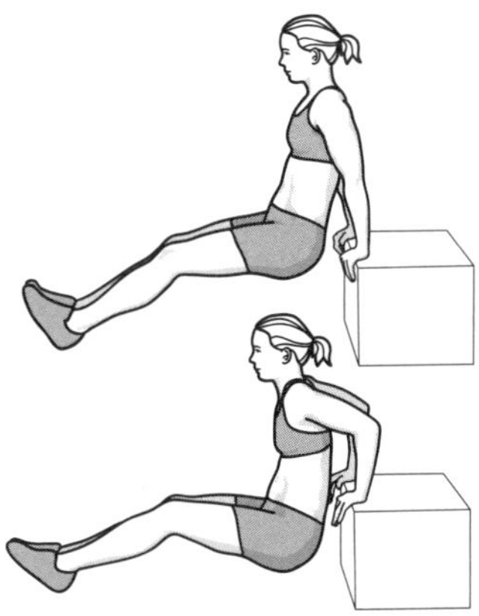

5 Dip

29 Schnelles Ganzkörpertraining 3 für Profis

1 2 **3**

Benötigte Hilfsmittel: stabile Box oder Kiste, Stuhl, Klimmzugstange oder Ast (wenn du im Freien trainierst)
Trainingsdauer: 7 Minuten
Trainingsmodus: Zirkeltraining

	Übungen	Belastungszeit in Sek.	Pause in Sek.	Sätze	Intensität	Seite
1	Boxsprung	30	10	1	3	124
2	Gestrecktes Beinsenken	30	10	1	3	117
3	Negativer Liegestütz	30	10	1	3	115
4	Seitstütz	30 pro Seite	10	1	2	111
5	Ausfallschrittsprung	30	10	1	3	124
6	Zweipunktstütz	30 pro Seite	10	1	2	113
7	Klimmzug	30	10	1	3	110
8	Einbeiniges Beckenheben	30 pro Seite	10	1	1	122

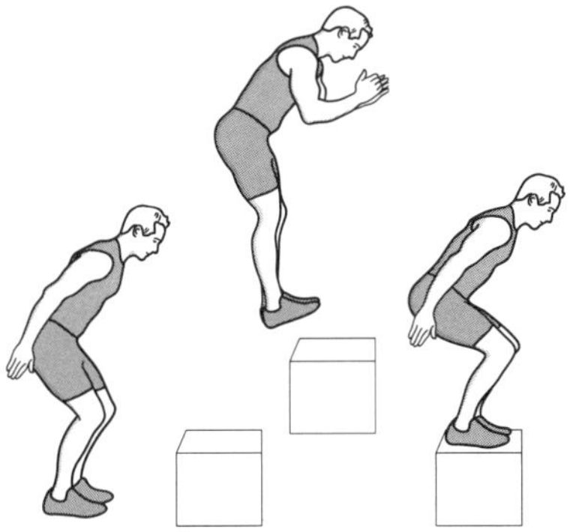

1 Boxsprung

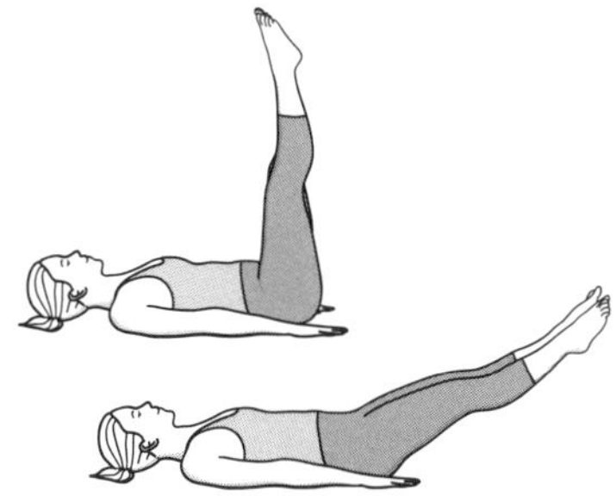

2 Gestrecktes Beinsenken

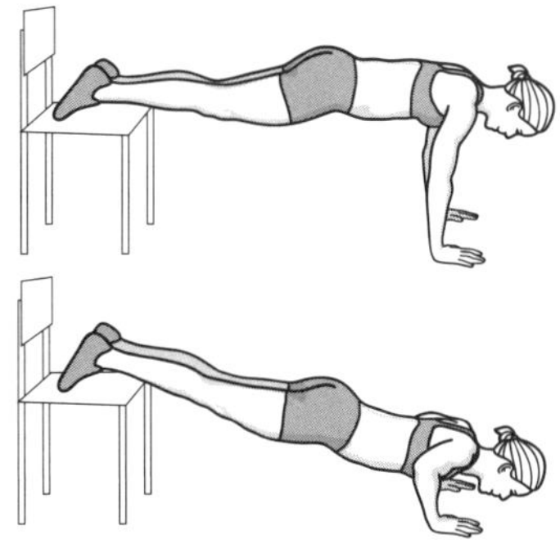

3 Negativer Liegestütz

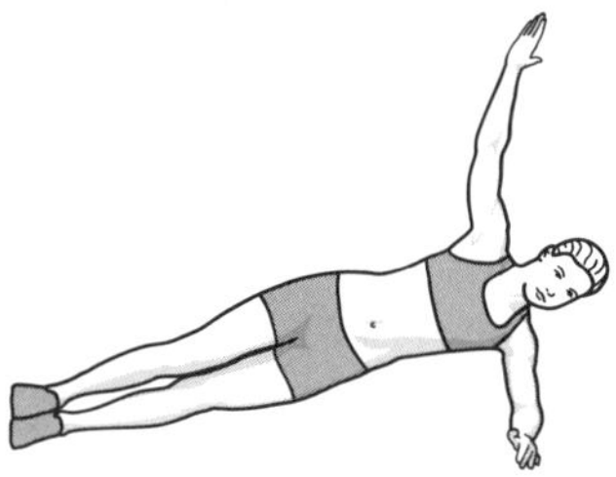

4 Seitstütz

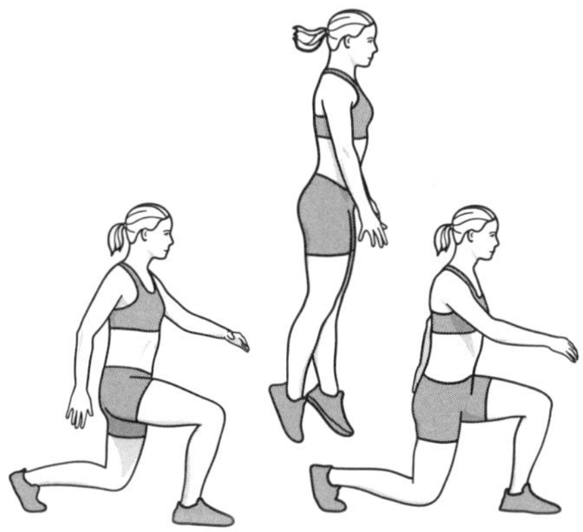

5 Ausfallschrittsprung

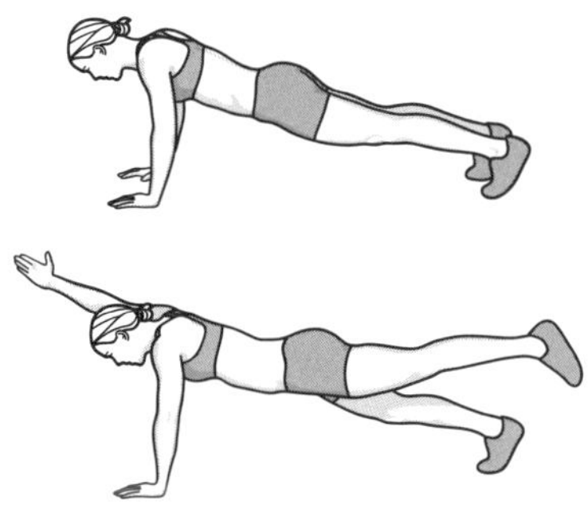

6 Zweipunktstütz

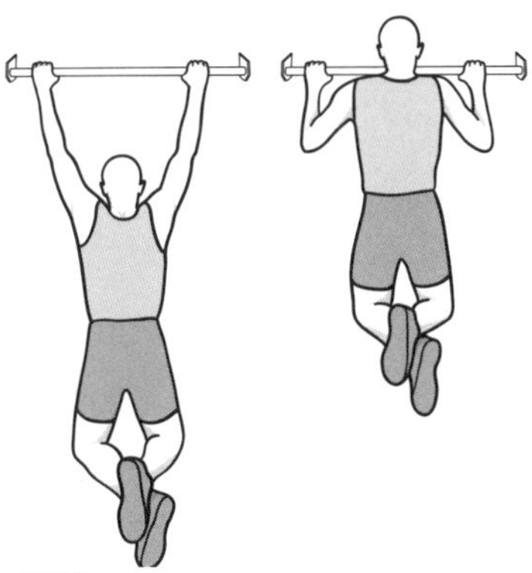

7 Klimmzug

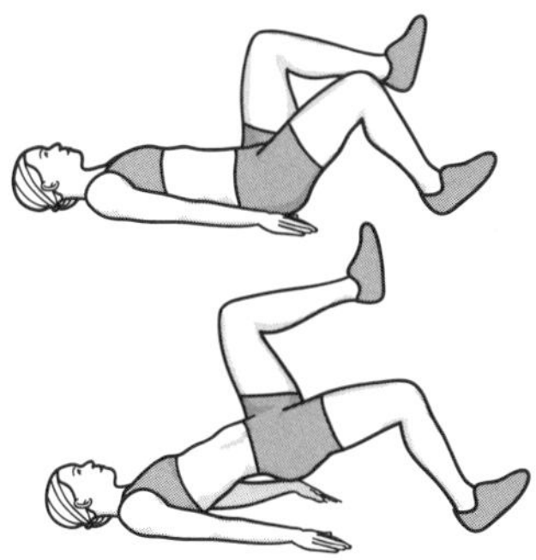

8 Einbeiniges Beckenheben

30 Schnelles Rückentraining

Benötigte Hilfsmittel: keine
Trainingsdauer: 7 Minuten
Trainingsmodus: Zirkeltraining

1 2 3

	Übungen	Belastungszeit in Sek.	Pause in Sek.	Sätze	Intensität	Seite
1	Zweipunktvierfüßler	30 pro Seite	15	1	1	115
2	Seitstütz mit abgelegten Knien	30 pro Seite	15	1	1	112
3	Beckenheben	30	15	1	1	122
4	Paddeln in Bauchlage	30	15	1	1	119
5	Frontstütz mit Armheben	30	15	1	1	114
6	Armschere in der Kniebeugenposition	30	15	1	1	120
7	Unterarmstütz	30	15	1	2	111
8	Liegestütz mit abgelegten Knien	30	15	1	1	114

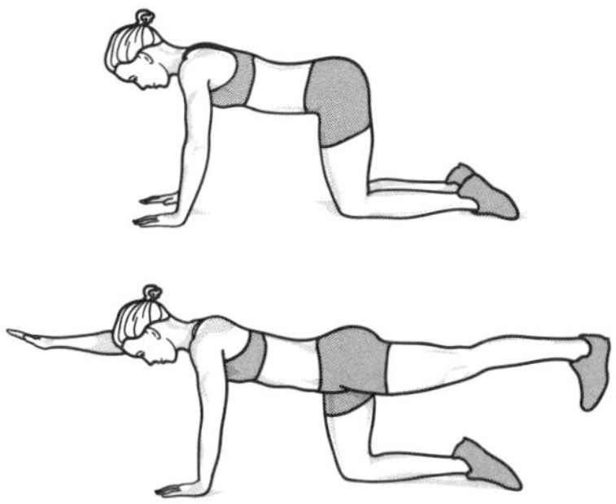

1 Zweipunktvierfüßler

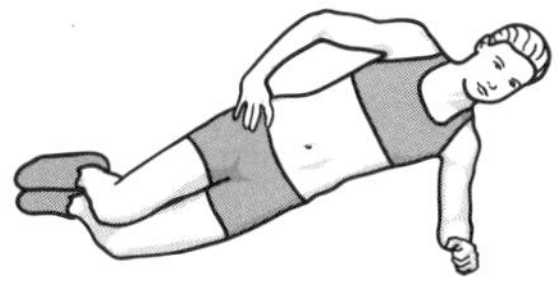

2 Seitstütz mit abgelegten Knien

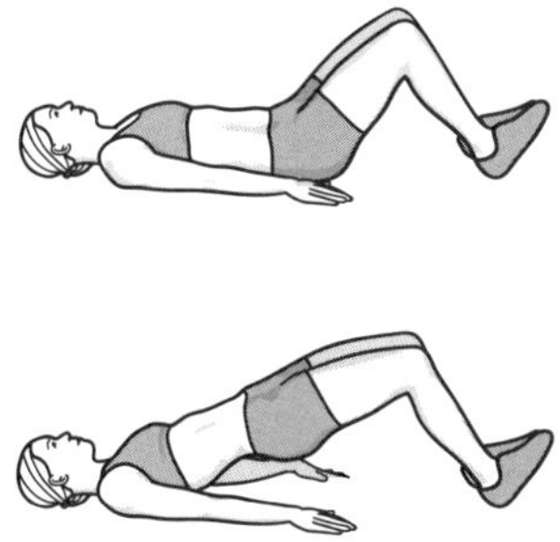

3 Beckenheben

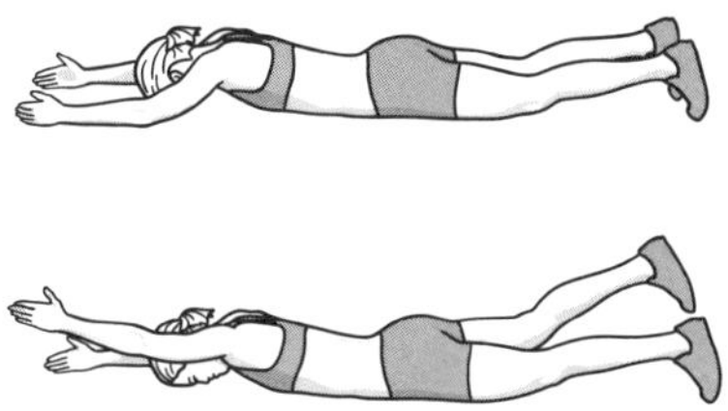

4 Paddeln in Bauchlage

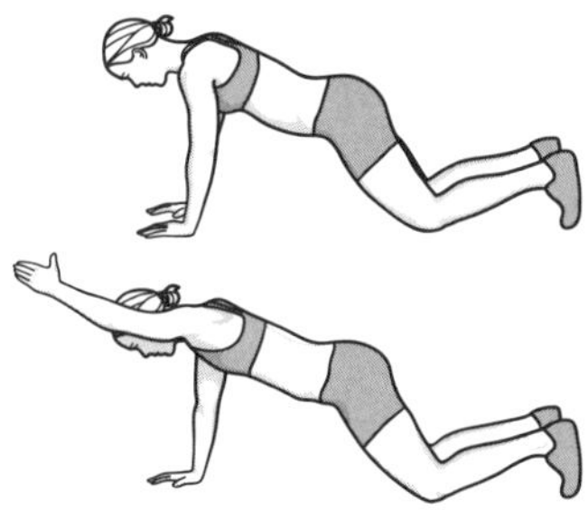

5 Frontstütz mit Armheben

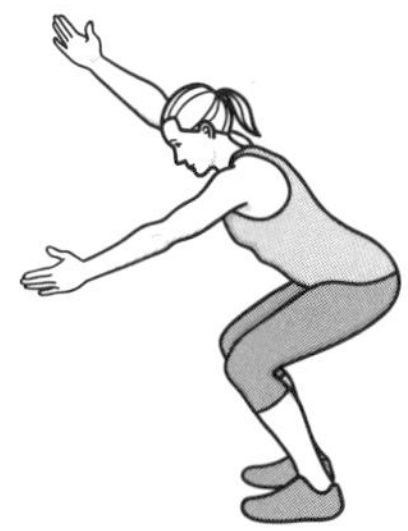

6 Armschere in der Kniebeugenposition

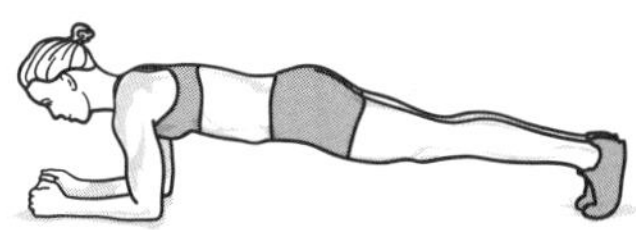

7 Unterarmstütz

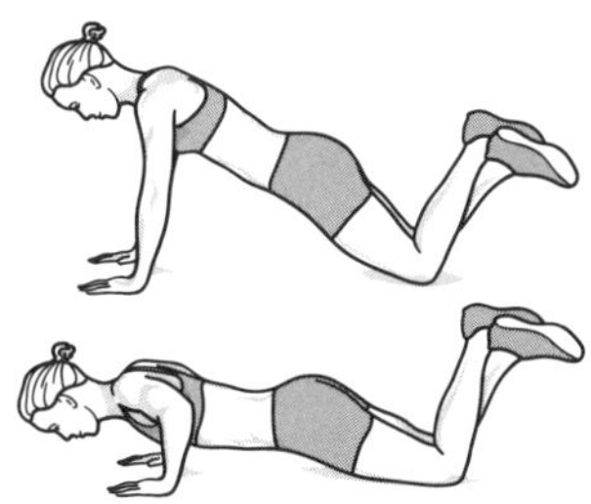

8 Liegestütz mit abgelegten Knien

31 Bauch, Beine, Po– in 7 Minuten

Benötigte Hilfsmittel: Handtuch
Trainingsdauer: 7 Minuten
Trainingsmodus: Zirkeltraining

1 **2** 3

	Übungen	Belastungszeit in Sek.	Pause in Sek.	Sätze	Intensität	Seite
1	Kniebeuge	30	10	2	1	119
2	Crunch	30	10	2	1	115
3	Beckenheben	30	10	2	1	122
4	Diagonaler Crunch	30	10	2	2	116
5	Gleitender Ausfallschritt	30 pro Seite	10	2	2	121

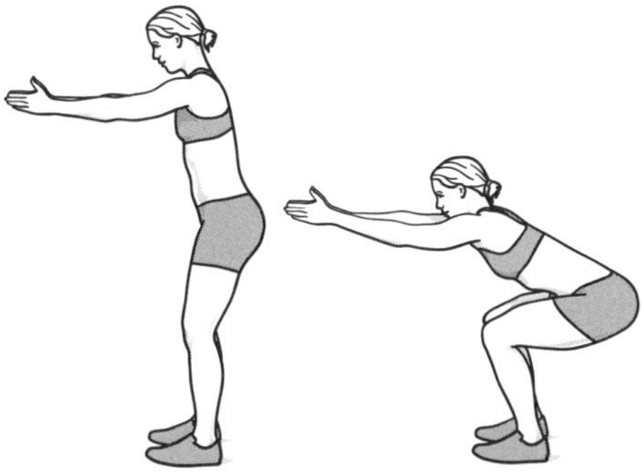

1 Kniebeuge

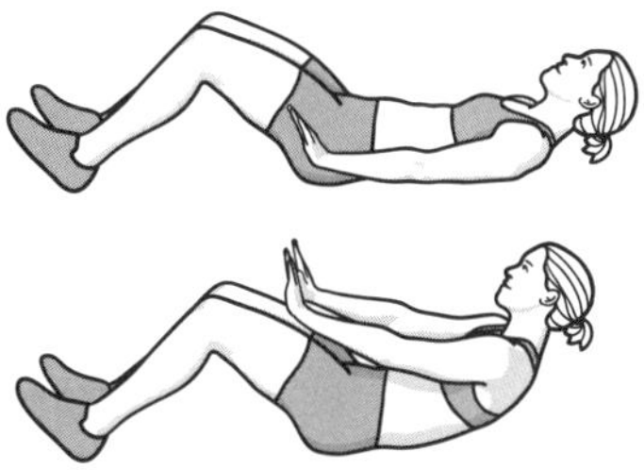

2 Crunch

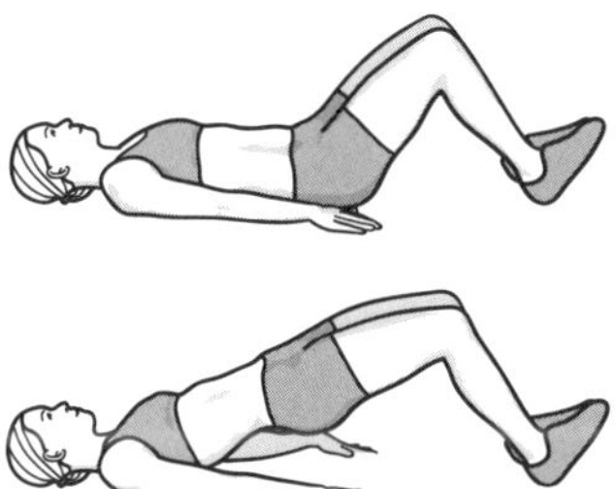

3 Beckenheben

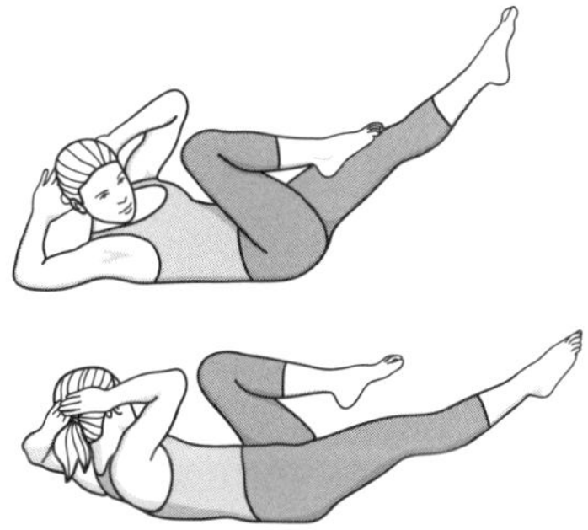

4 Diagonaler Crunch

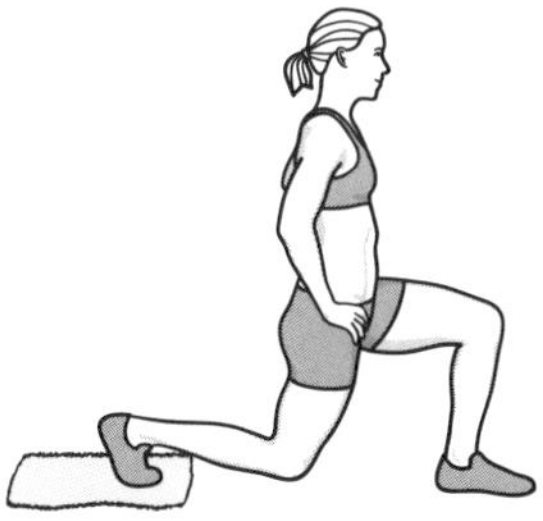

5 Gleitender Ausfallschritt

32 Bauch, Beine, Po für Fortgeschrittene

Benötigte Hilfsmittel: Handtuch
Trainingsdauer: 35 Minuten
Trainingsmodus: Satztraining

1 2 **3**

	Übungen	Wiederholungen/ Belastungszeit	Pause in Sek.	Sätze	Intensität	Seite
1	Tabata Sit-up	20 Wdh.	20	3	3	118
2	Wechselseitiges Beinstrecken in Rückenlage	15 Wdh.	20	3	2	117
3	Gleitender Ausfallschritt	15 Wdh. pro Seite	20	3	2	121
4	Seitstütz mit Beinanheben	15 Wdh. pro Seite	20	3	3	112
5	Kniebeugensprung	60 Sek.	20	3	1	124
6	Unterarmstütz	60 Sek.	20	3	1	111

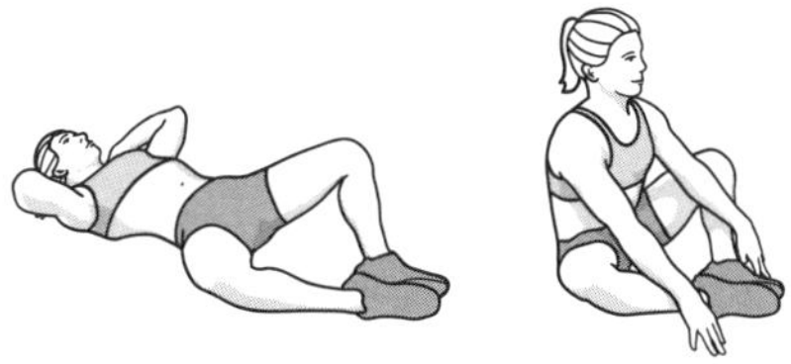

1 Tabata Sit-up

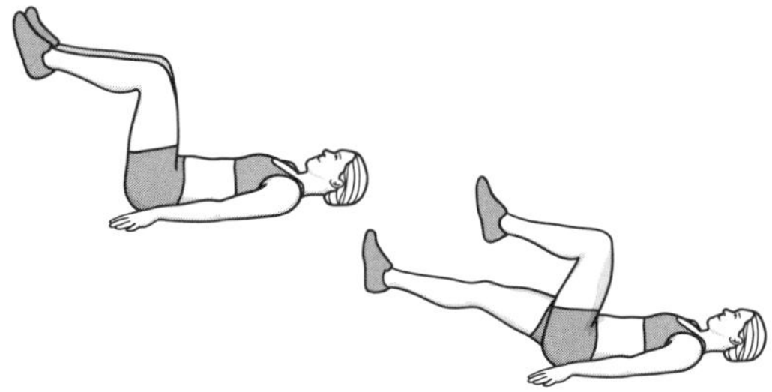

2 Wechselseitiges Beinstrecken in Rückenlage

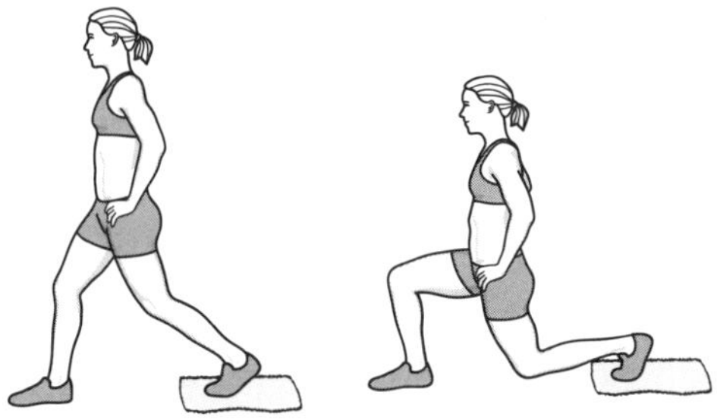

3 Gleitender Ausfallschritt

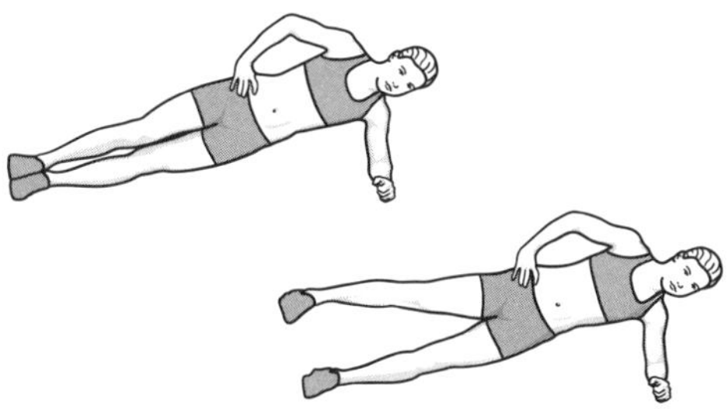

4 Seitstütz mit Beinanheben

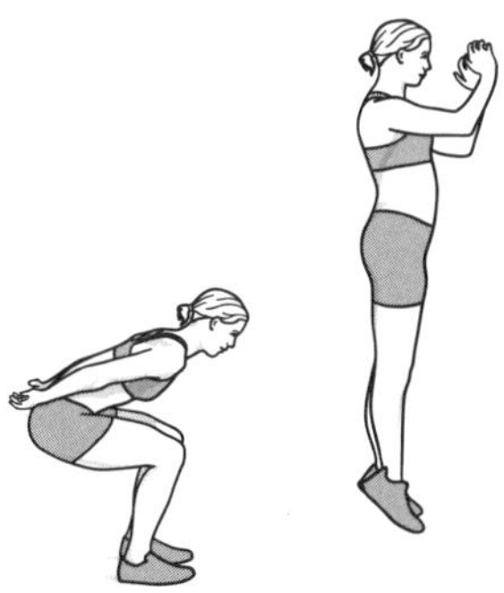

5 Kniebeugensprung

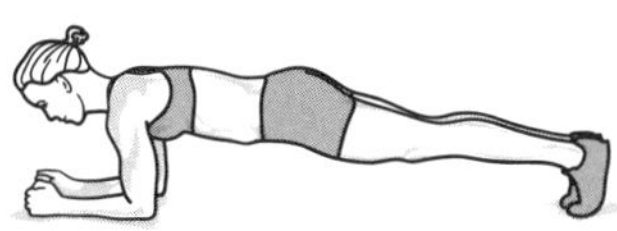

6 Unterarmstütz

33 Bauch intensiv 1

Benötigte Hilfsmittel: keine
Trainingsdauer: 20 Minuten
Trainingsmodus: Satztraining, Einsteiger: 3 Sätze, Trainingserfahrene: 4 Sätze

1 2 3

	Übungen	Wiederholungen/ Belastungszeit	Pause in Sek.	Sätze	Inten-sität	Seite
1	Crunch	15 Wdh.	20	3–4	1	115
2	Käfer	45 Sek.	20	3–4	2	118
3	Dynamischer Seitstütz	15 Wdh. pro Seite	20	3–4	1	112
4	Bergsteiger	45 Sek.	20	3–4	1	125

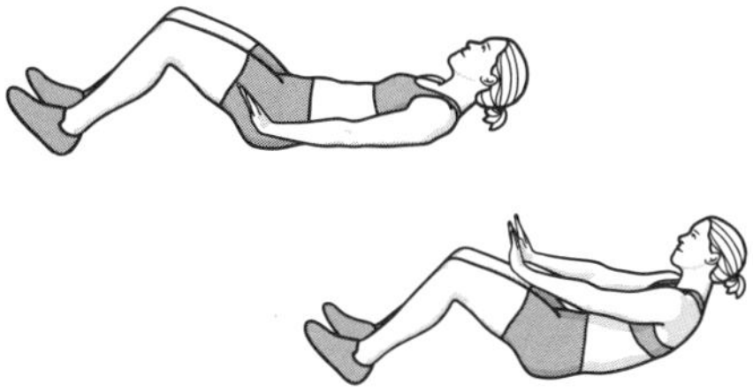

1 Crunch

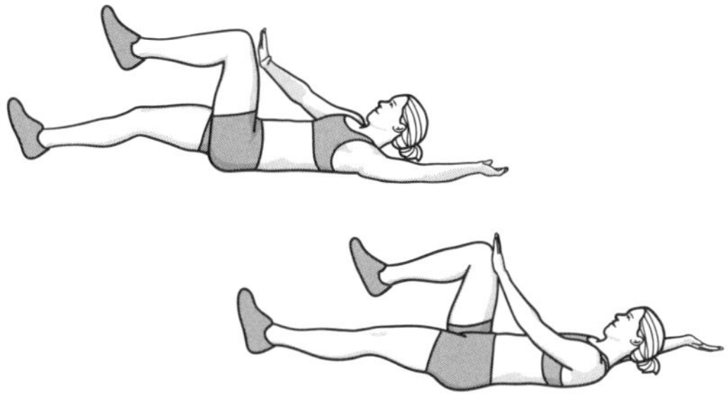

2 Käfer

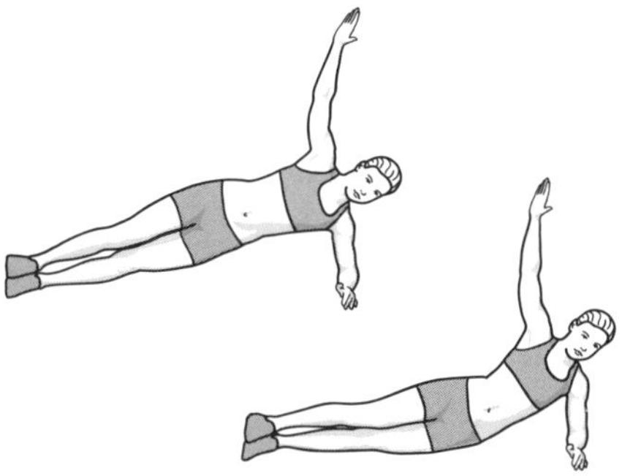

3 Dynamischer Seitstütz

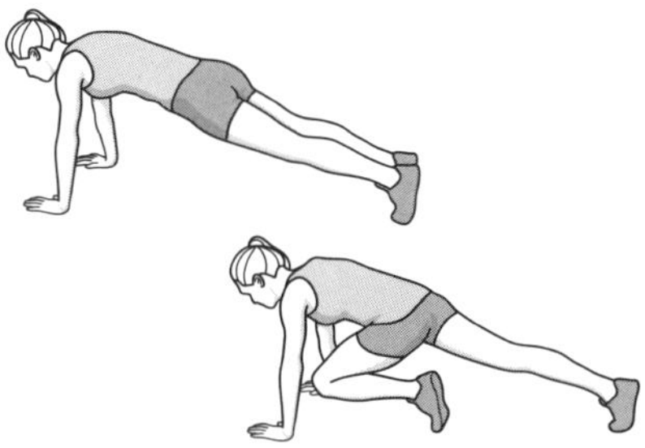

4 Bergsteiger

34 Bauch intensiv 2

Benötigte Hilfsmittel: keine
Trainingsdauer: 35 Minuten
Trainingsmodus: Satztraining

1 **2** 3

	Übungen	Wiederholungen/ Belastungszeit	Pause in Sek.	Sätze	Inten-sität	Seite
1	Vierfüßlerstand mit angehobenen Knien	45 Sek.	20	3	1	115
2	Beckenheben	15 Wdh.	20	3	1	122
3	Käfer	45 Sek.	20	3	2	118
4	Beinpendel mit gestreckten Beinen	10 Wdh. pro Seite	20	3	2	117
5	Unterarmstütz	45 Sek.	20	3	1	111
6	Tabata Sit-up	15 Wdh.	20	3	3	118
7	Wechselseitiges Beinstrecken in Rückenlage	10 Wdh.	20	3	1	117
8	Seitstütz mit Beinanheben	15 Wdh. pro Seite	20	3	3	112

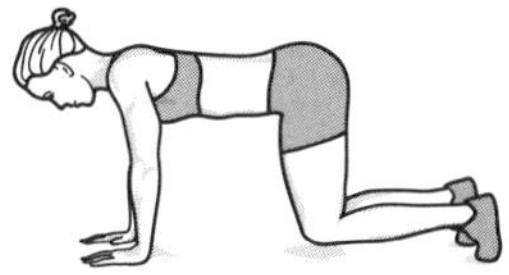

1 Vierfüßlerstand mit angehobenen Knien

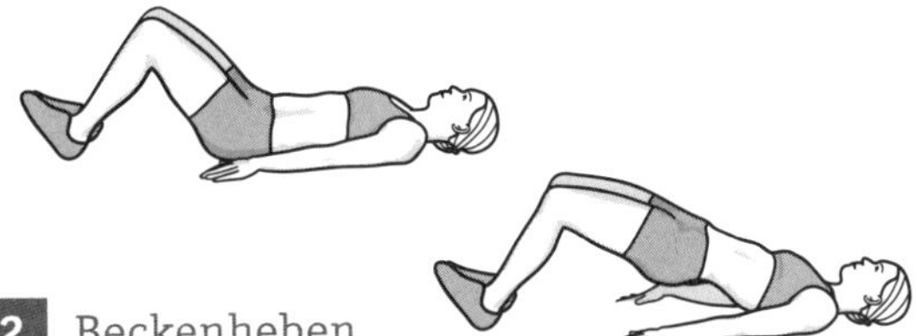

2 Beckenheben

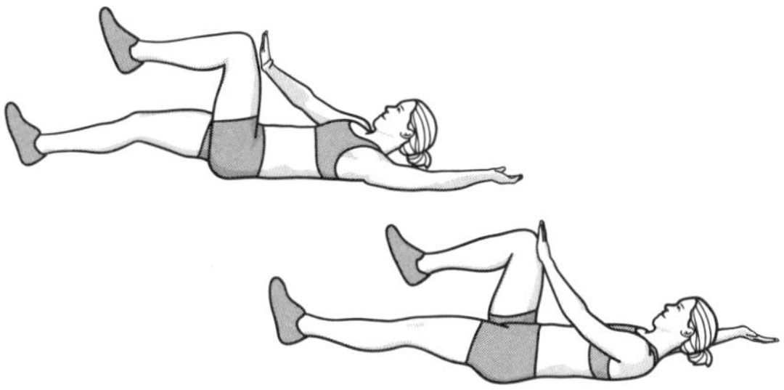

3 Käfer

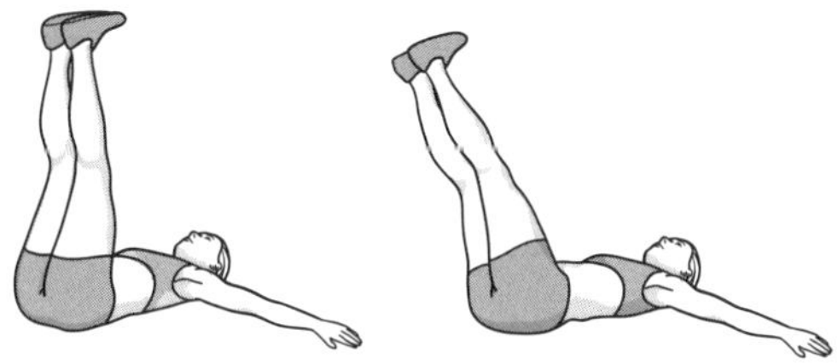

4 Beinpendel mit gestreckten Beinen

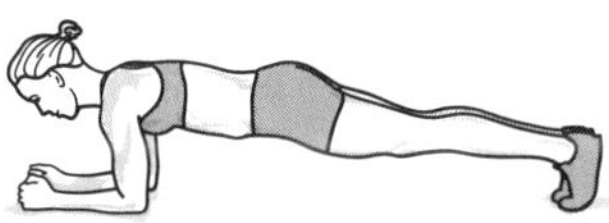

5 Unterarmstütz

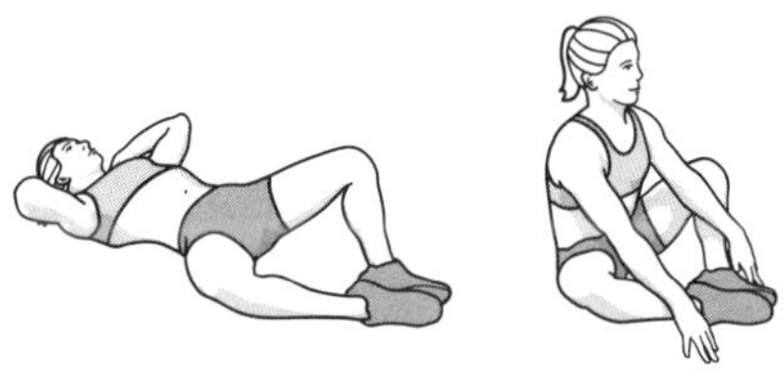

6 Tabata Sit-up

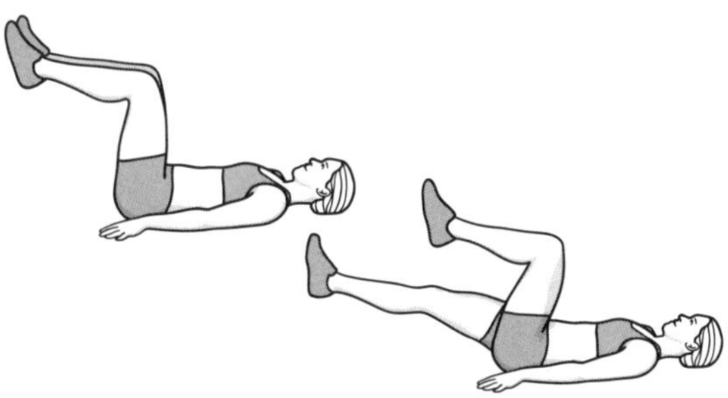

7 Wechselseitiges Beinstrecken in Rückenlage

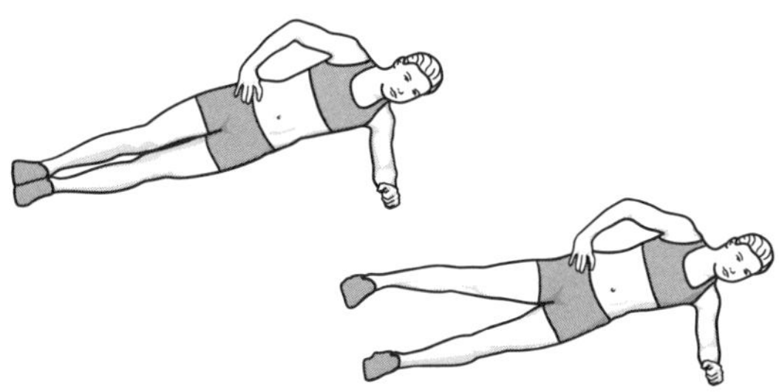

8 Seitstütz mit Beinanheben

35 Bauch intensiv 3

Benötigte Hilfsmittel: keine
Trainingsdauer: 40 Minuten
Trainingsmodus: Satztraining

1 2 **3**

	Übungen	Wiederholungen/ Belastungszeit	Pause in Sek.	Sätze	Intensität	Seite
1	Bergsteiger	60 Sek.	20	3	2	125
2	Stütz mit Arm- und Beinheben	60 Sek. im Wechsel	20	3	2	113
3	Seitstütz mit Beinanheben	15 Wdh. pro Seite	20	3	3	112
4	Käfer	60 Sek.	20	3	2	118
5	Klappmesser	15 Wdh.	20	3	3	118
6	Gestrecktes Beinsenken	15 Wdh.	20	3	3	117
7	Tabata Sit-up	15 Wdh.	20	3	2	118
8	Burpee	60 Sek.	20	3	2	125

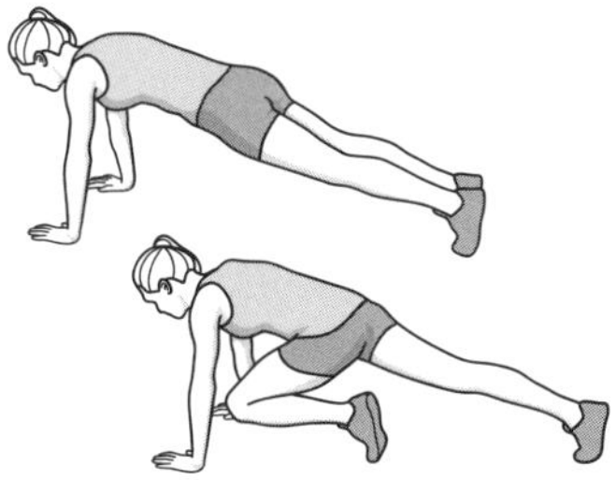

1 Bergsteiger

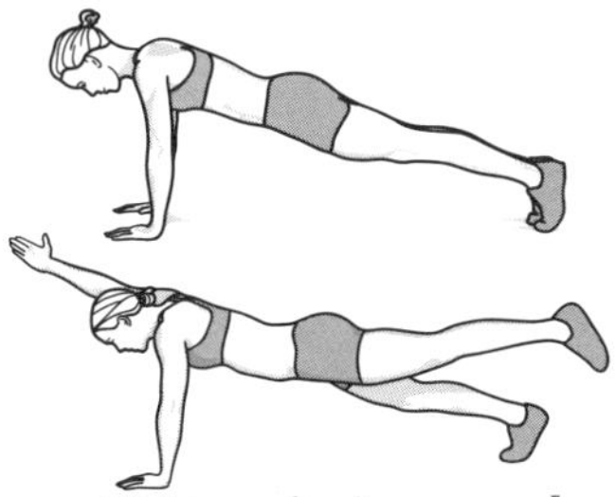

2 Stütz mit Arm- und Beinheben

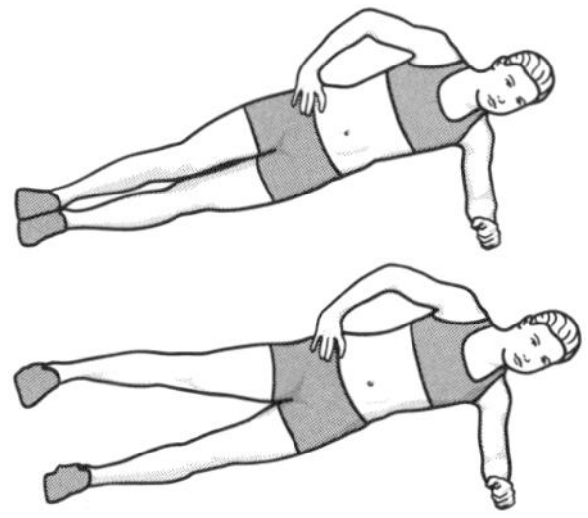

3 Seitstütz mit Beinanheben

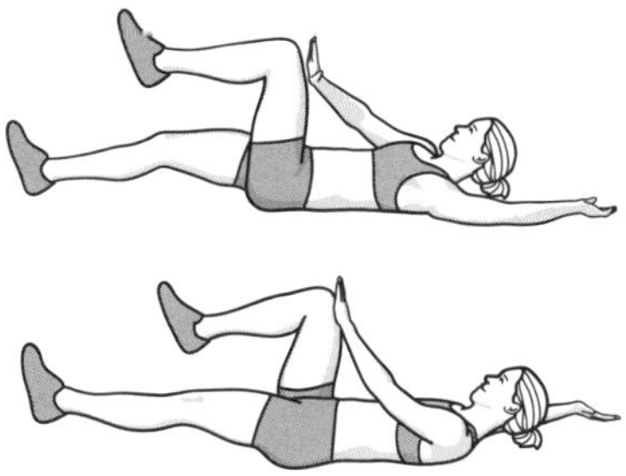

4 Käfer

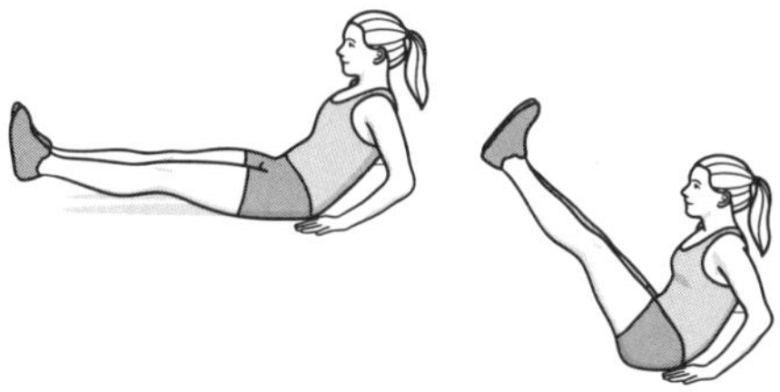

5 Klappmesser

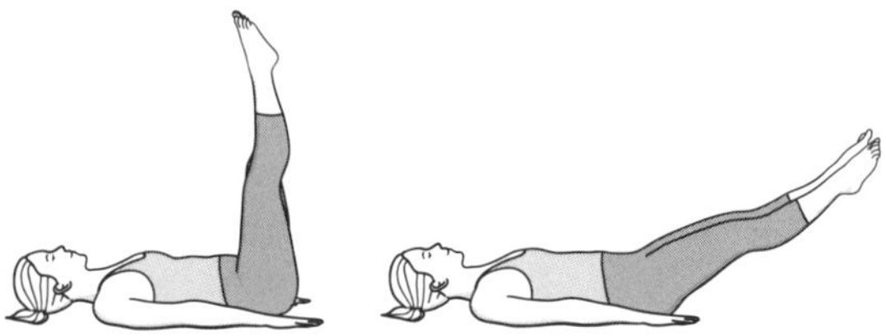

6 Gestrecktes Beinsenken

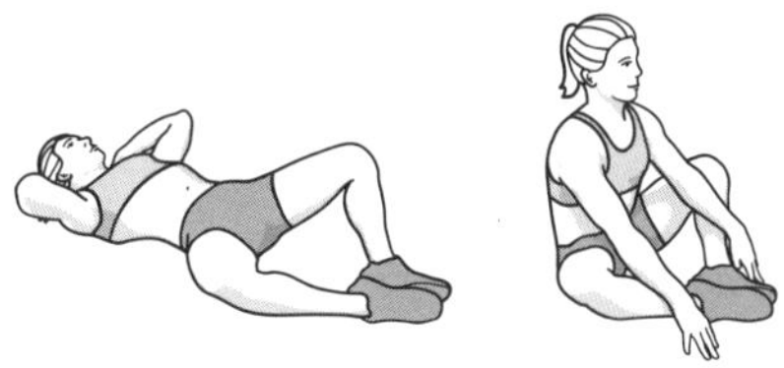

7 Tabata Sit-up

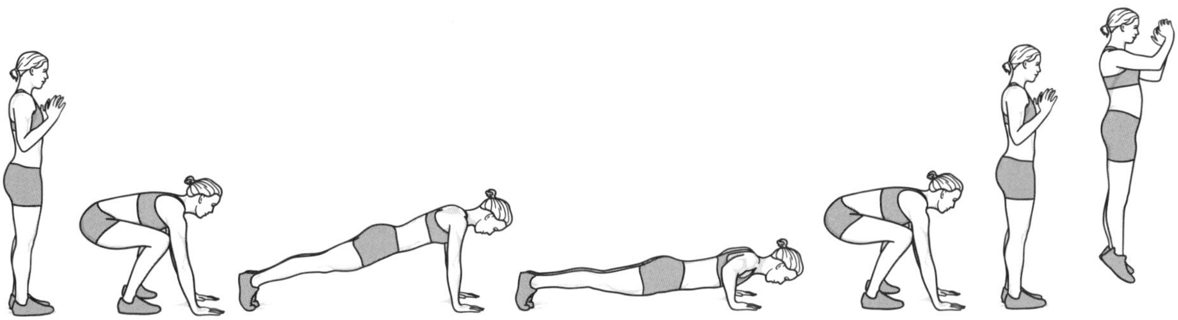

8 Burpee

36 Cardio Push-up

Benötigte Hilfsmittel: Kiste (oder andere Erhöhung)
Trainingsdauer: 40 Minuten
Trainingsmodus: Zirkeltraining, 3 Runden

1 2 **3**

	Übungen	Wiederholungen/ Belastungszeit	Pause in Sek.	Inten-sität	Seite
1	Boxsprung	45 Sek.	30	2	124
2	Burpee	45 Sek.	30	3	125
3	Paddeln in Bauchlage	45 Sek.	30	1	119
4	Bergsteiger	45 Sek.	30	1	125
5	Kniebeugensprung	45 Sek.	30	2	124
6	Käfer	45 Sek.	30	2	118

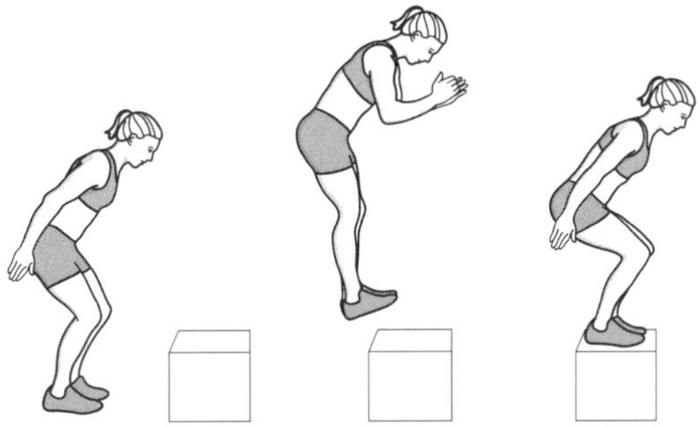

1 Boxsprung

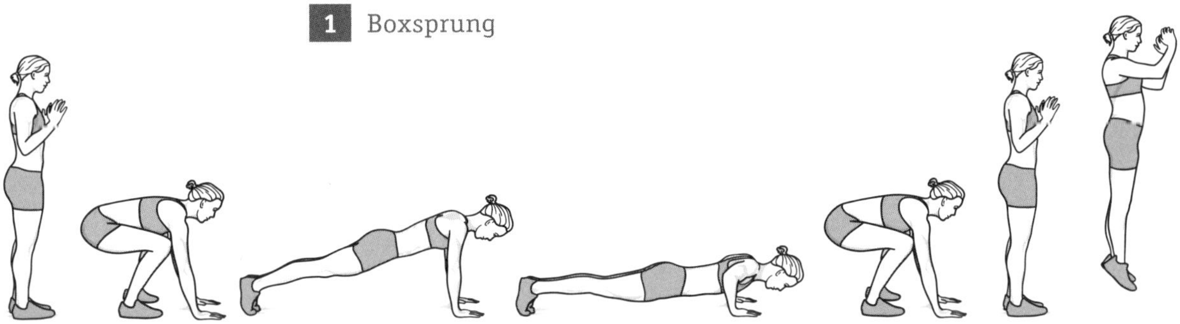

2 Burpee

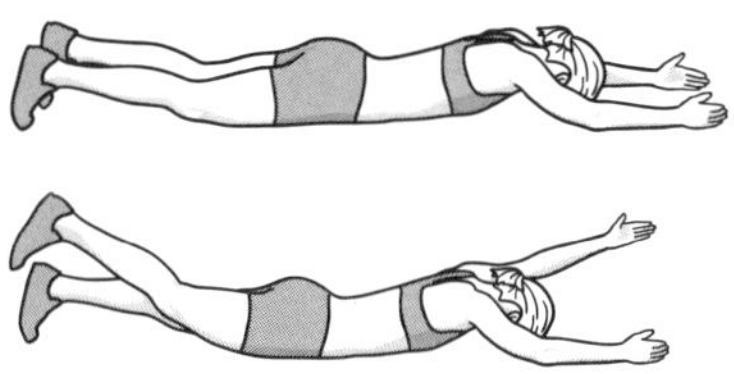

3 Paddeln in der Bauchlage

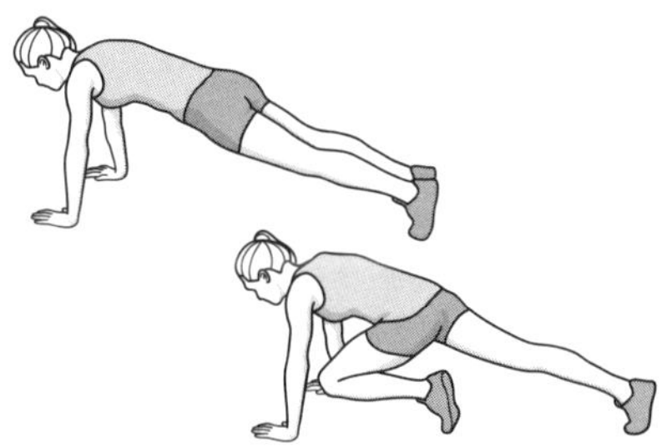

4 Bergsteiger

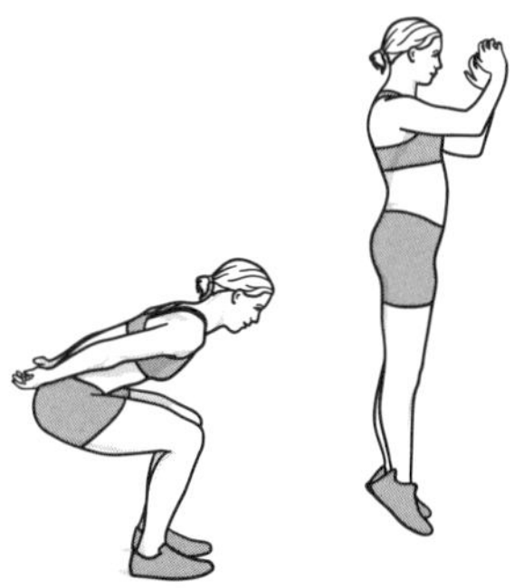

5 Kniebeugensprung

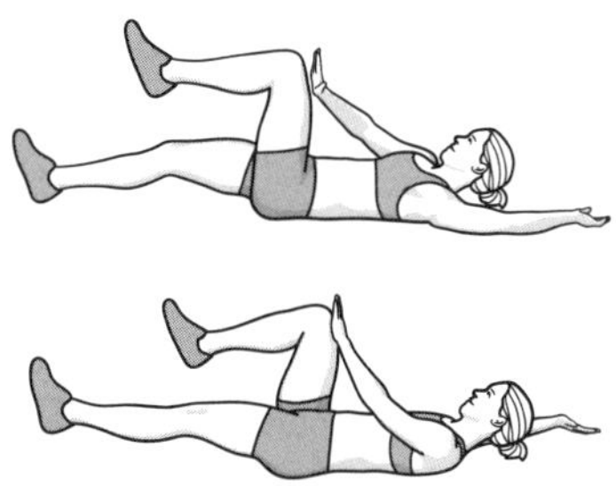

6 Käfer

37 Quick fit 1

Benötigte Hilfsmittel: Handtuch
Trainingsdauer: 20 Minuten
Trainingsmodus: Satztraining

1 **2** 3

	Übungen	Wiederholungen/ Belastungszeit	Pause in Sek.	Sätze	Inten-sität	Seite
1	Kniebeugensprung	45 Sek.	20	3	2	124
2	Gestrecktes Beinsenken	10 Wdh.	20	3	3	117
3	Gedrehter Seitstütz	15 Wdh. pro Seite	20	3	2	112
4	Gleitender seitlicher Ausfallschritt	15 Wdh. pro Seite	20	3	2	121

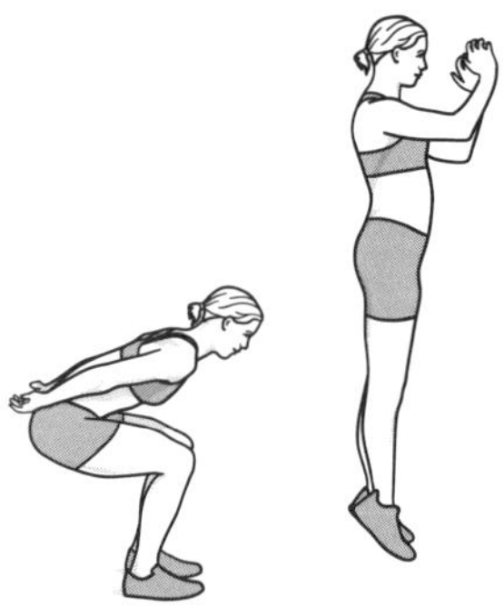

1 Kniebeugensprung

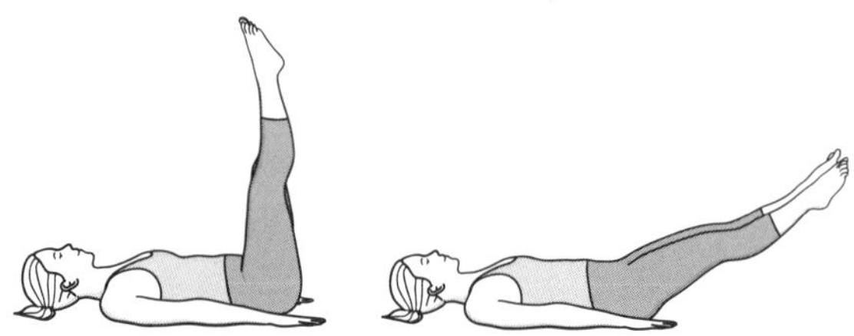

2 Gestrecktes Beinsenken

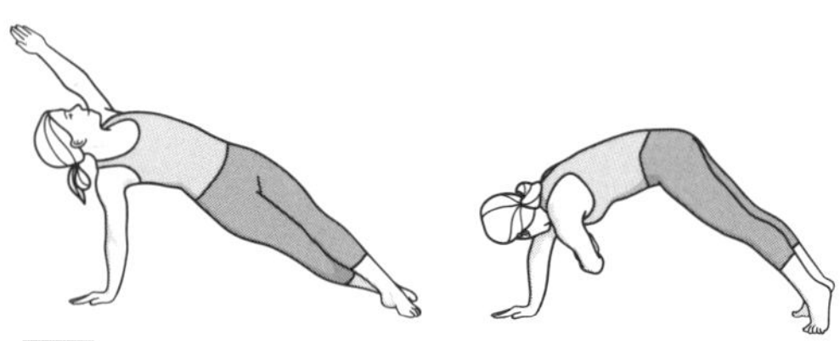

3 Gedrehter Seitstütz

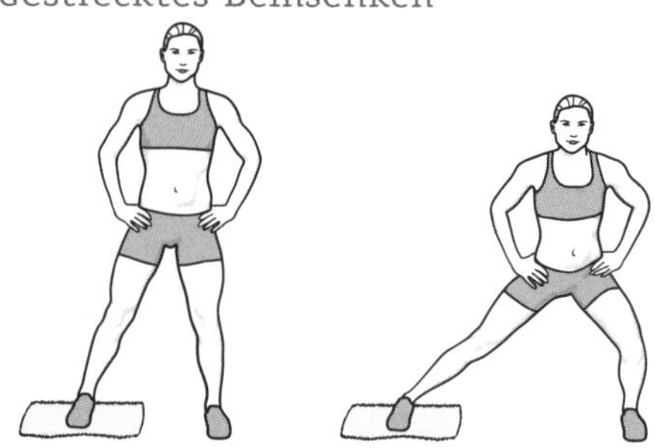

4 Gleitender seitlicher Ausfallschritt

38 Quick fit 2

Benötigte Hilfsmittel: keine
Trainingsdauer: 20 Minuten
Trainingsmodus: Satztraining

	Übungen	Wiederholungen/ Belastungszeit	Pause in Sek.	Sätze	Inten- sität	Seite
1	Liegestütz	10 Wdh.	20	3	3	114
2	Dynamischer Seitstütz	15 Wdh. pro Seite	20	3	2	112
3	Klappmesser	10 Wdh.	20	3	3	118
4	Einbeiniges Beckenheben	15 Wdh. pro Seite	20	3	2	122

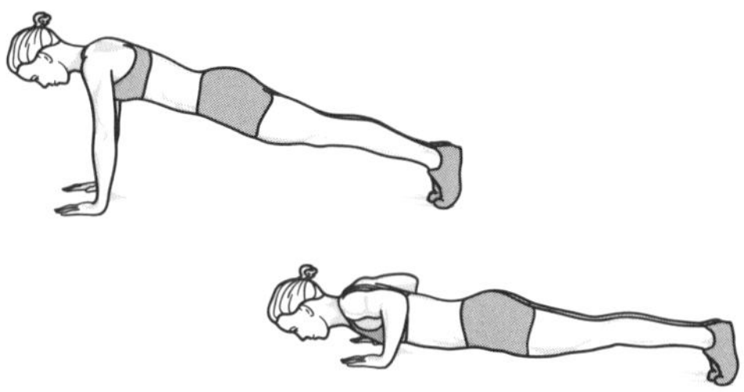

1 Liegestütz

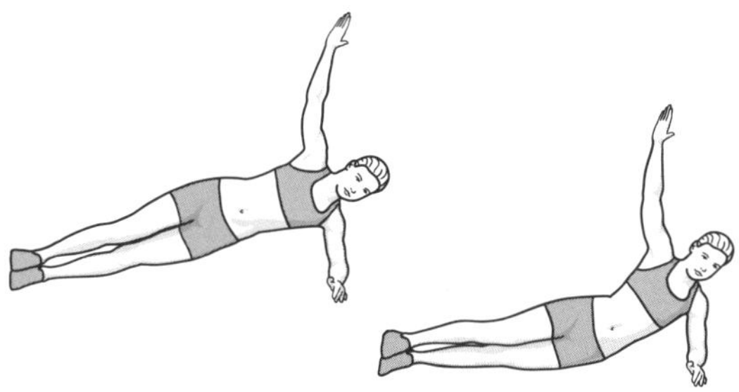

2 Dynamischer Seitstütz

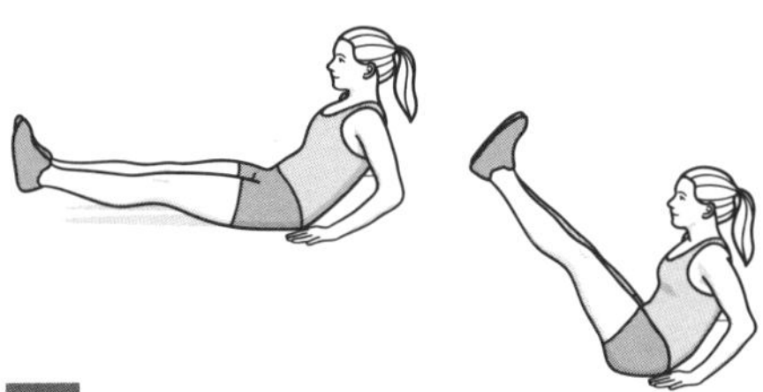

3 Klappmesser

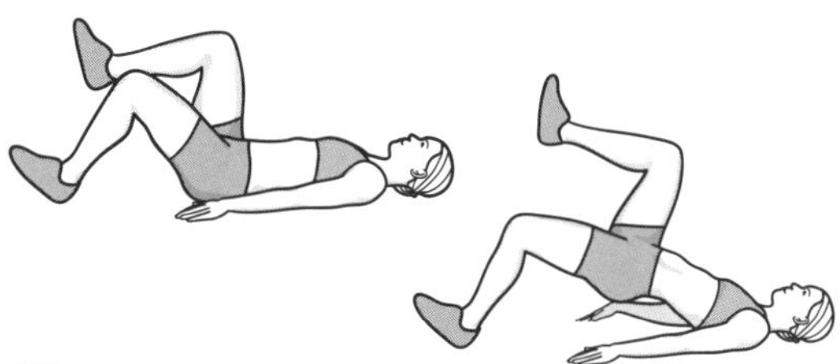

4 Einbeiniges Beckenheben

39 Tabata 1

Benötigte Hilfsmittel: keine
Trainingsdauer: 15–30 Minuten
Trainingsmodus: Tabata, Trainingserfahrene: 2 Runden, Fortgeschrittene: 4 Runden

1 **2** 3

	Übungen	Wiederholungen/ Belastungszeit	Pause in Sek.	Inten-sität	Seite
1	Hampelmann	20 Sek.	10	1	7
2	Ausfallschrittsprung	20 Sek.	10	1	124
3	Liegestütz mit abgelegten Knien	20 Sek.	10	1	114
4	Crunch	20 Sek.	10	1	115
5	Seitstütz mit abgelegten Knien rechts	20 Sek.	10	1	112
6	Beckenlift	20 Sek.	10	1	123
7	Beckenheben	20 Sek.	10	1	122
8	Seitstütz mit abgelegten Knien links	20 Sek.	10	1	112

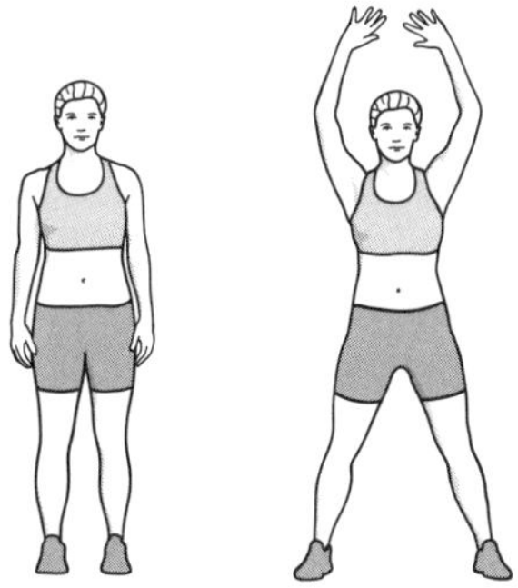

1 Hampelmann

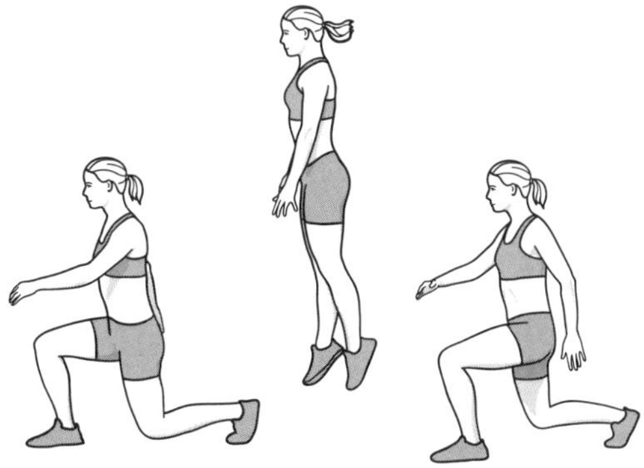

2 Ausfallschrittsprung

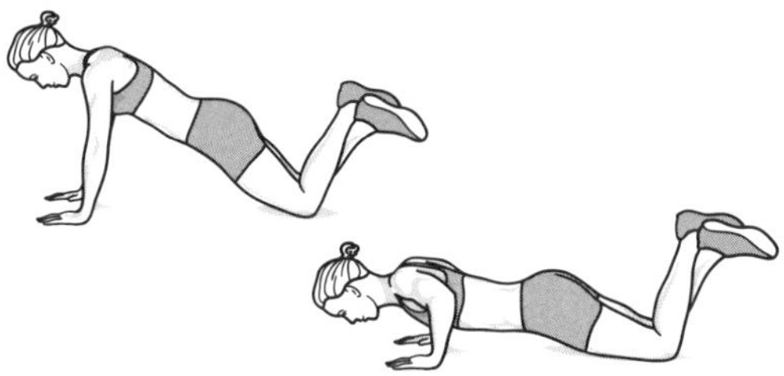

3 Liegestütz mit abgelegten Knien

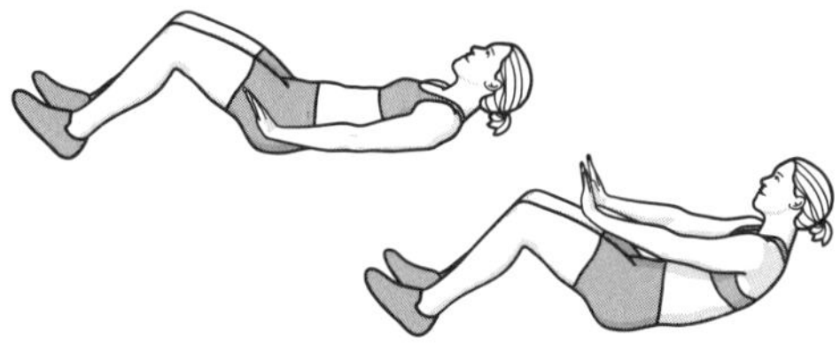

4 Crunch

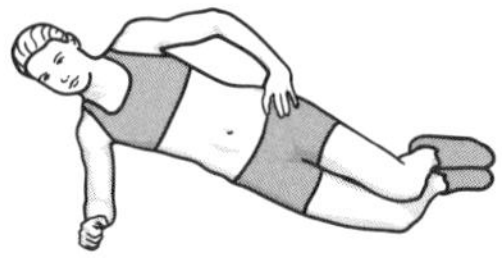

5 Seitstütz mit abgelegten Knien rechts

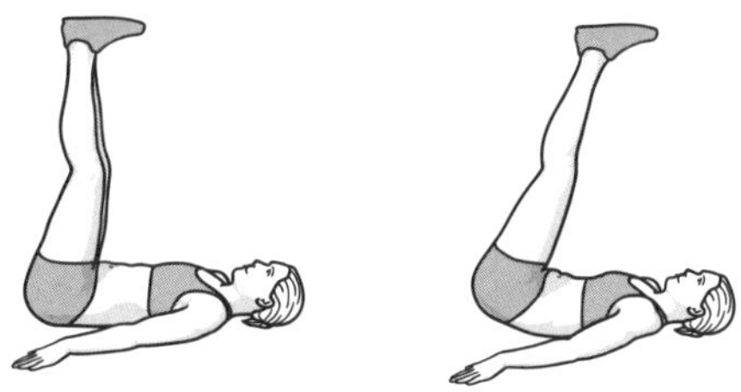

6 Beckenlift

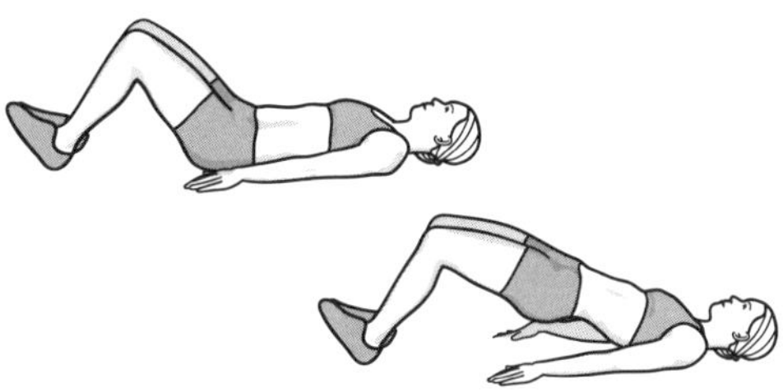

7 Beckenheben

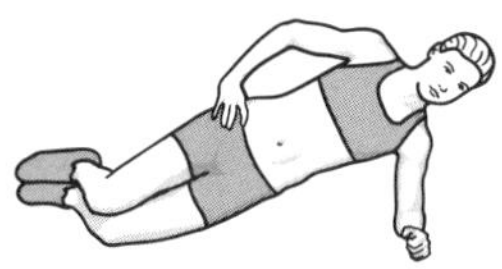

8 Seitstütz mit abgelegten Knien links

40 Tabata 2

Benötigte Hilfsmittel: keine
Trainingsdauer: 30–45 Minuten
Trainingsmodus: Tabata, 4–5 Runden

1 2 **3**

	Übungen	Wiederholungen/ Belastungszeit	Pause in Sek.	Inten-sität	Seite
1	Hohe Wechselsprünge mit überkreuzen	20 Sek.	10	1	124
2	Burpee	20 Sek.	10	3	125
3	Seitstütz mit Beinanheben rechts	20 Sek.	10	3	112
4	Klappmesser	20 Sek.	10	3	118
5	Käfer	20 Sek.	10	2	118
6	Seitstütz mit Beinanheben links	20 Sek.	10	3	112
7	Beckenheben	20 Sek.	10	2	122
8	Gestrecktes Beinsenken	20 Sek.	10	3	117

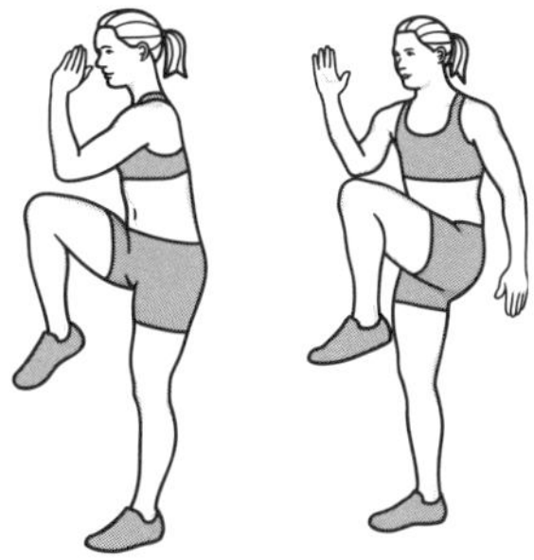

1 Hohe Wechselsprünge mit überkreuzen

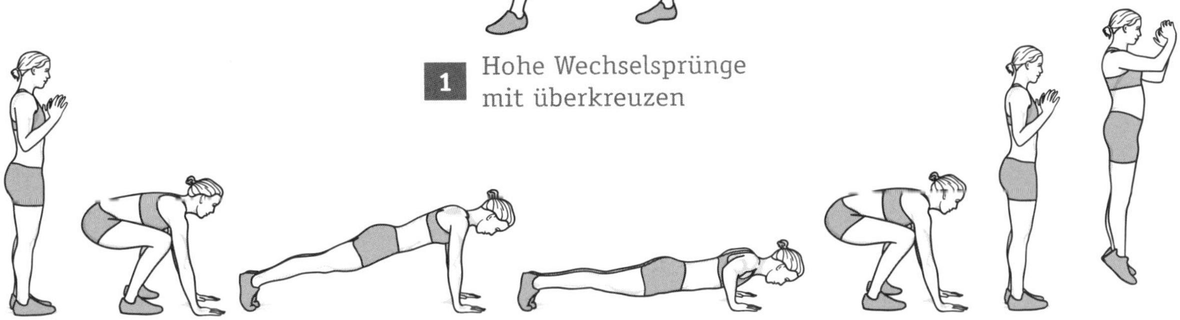

2 Burpee

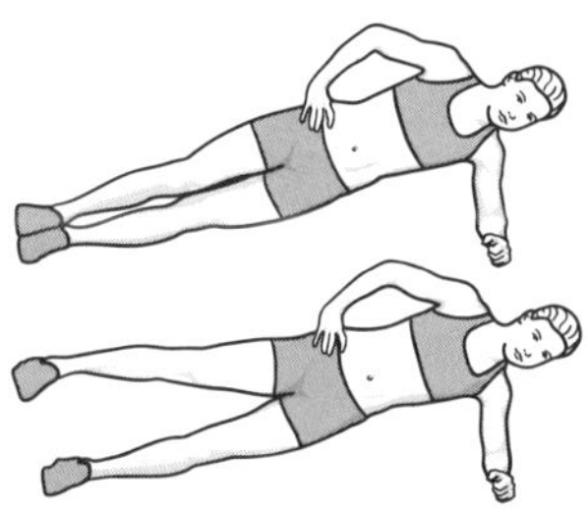

3 Seitstütz mit Beinanheben rechts

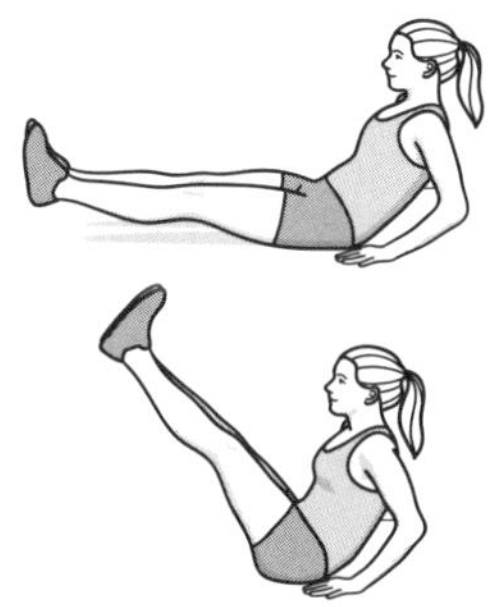

4 Klappmesser

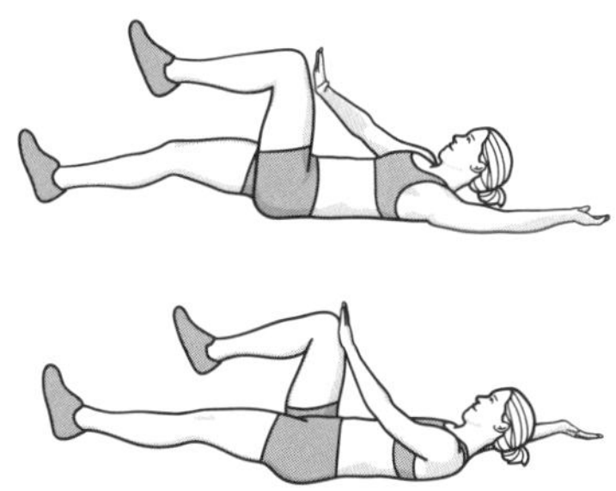

5 Käfer

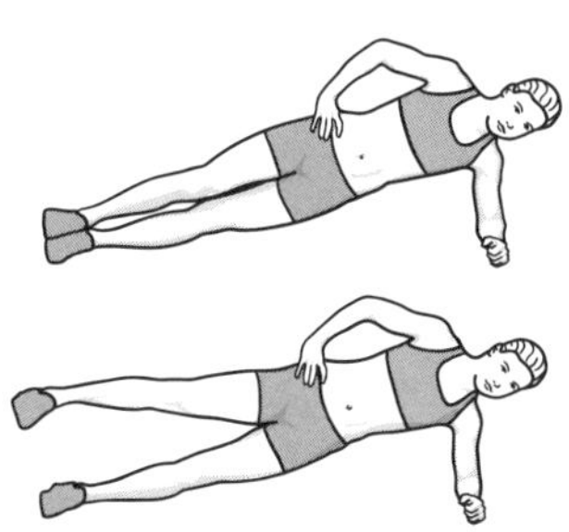

6 Seitstütz mit Beinanheben links

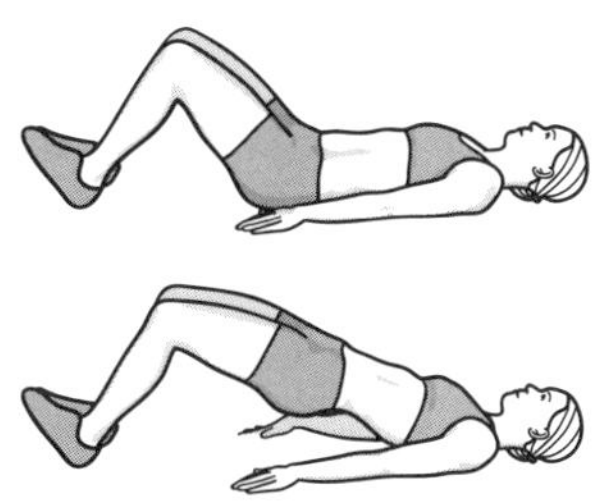

7 Beckenheben

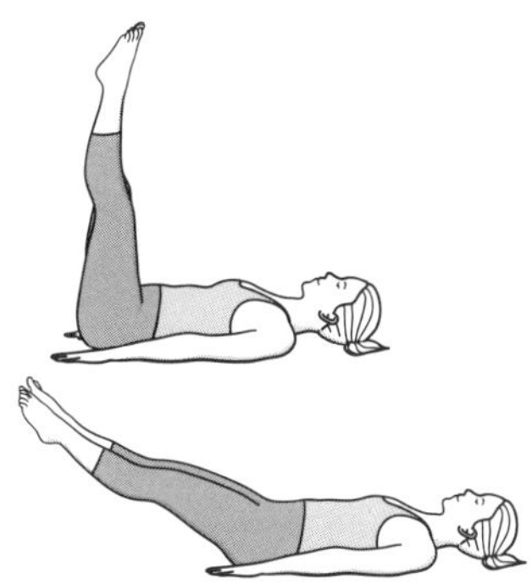

8 Gestrecktes Beinsenken

41 Rundum beweglich für Einsteiger – Kurzprogramm

1 2 3

Benötigte Hilfsmittel: keine
Trainingssdauer: 20 Minuten
Trainingsmodus: Satztraining

	Übungen	Ausführung	Wiederholungen/ Belastungszeit	Sätze	Seiten-wechsel	Seite
1	Einseitiges Armschwingen	dynamisch	15 Wdh.	2	x	126
2	Seitliches Strecken mit Wippen	federn	45 Sek.	2	x	127
3	Drehsitz	halten	45 Sek.	2	x	131
4	Dehnung der Beinrückseite	halten	45 Sek.	2	x	137
5	Liegende Hüftdehnung	halten	45 Sek.	2	x	136
6	Kindposition	halten	60 Sek.	1		137

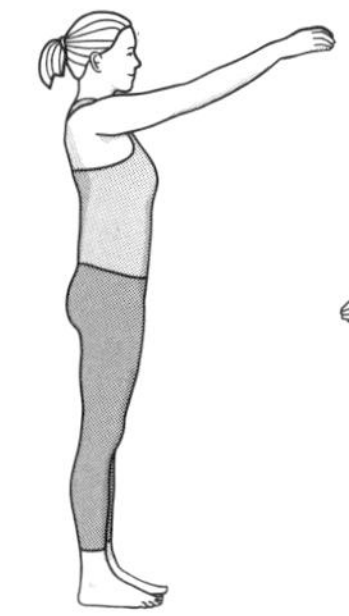

1 Einseitiges Armschwingen

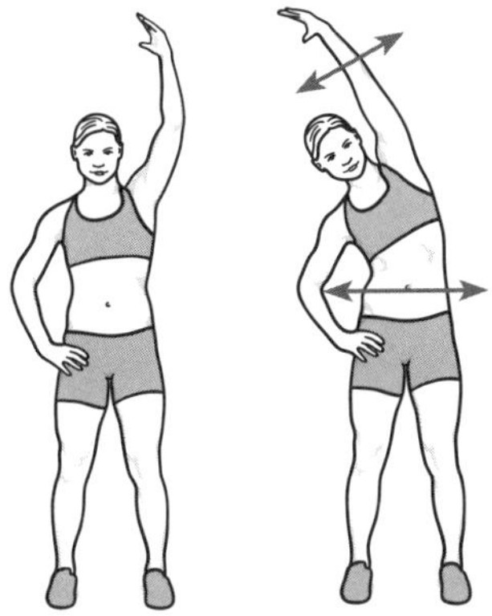

2 Seitliches Strecken mit Wippen

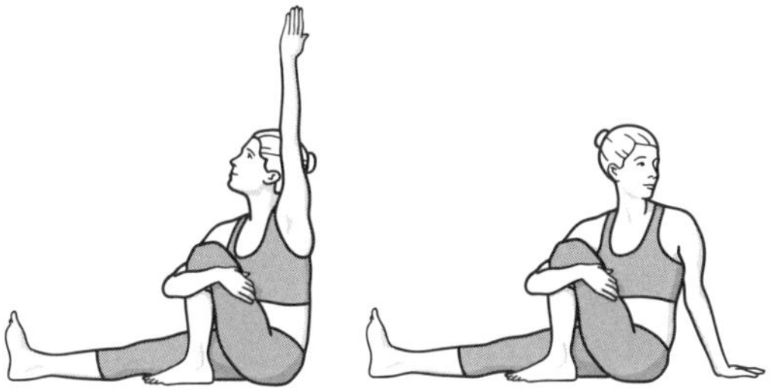

3 Drehsitz

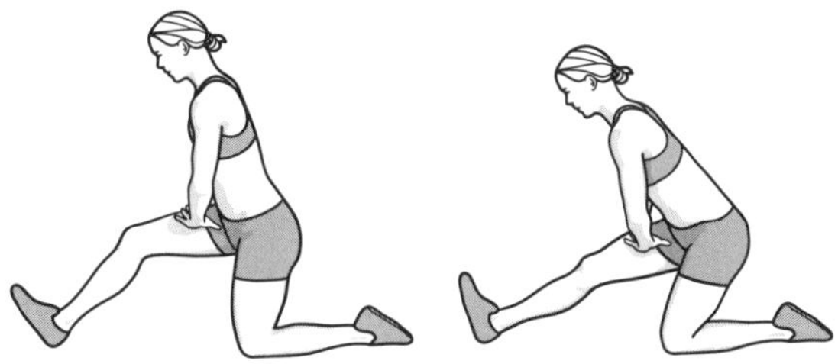

4 Dehnung der Beinrückseite

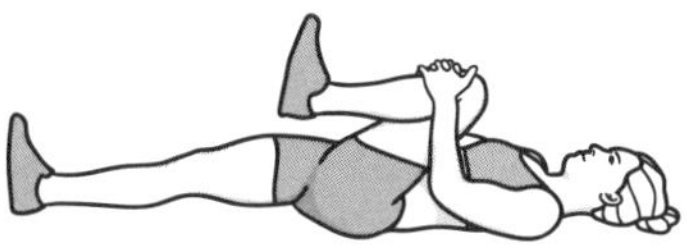

5 Liegende Hüftdehnung

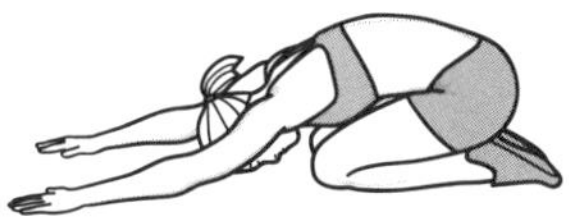

6 Kindposition

42 Rundum beweglich für Einsteiger

Benötigte Hilfsmittel: keine
Trainingsdauer: 45 Minuten
Trainingsmodus: Satztraining

1 2 3

	Übungen	Ausführung	Wiederholungen/ Belastungszeit	Sätze	Seiten-wechsel	Seite
1	Kopfkreisen	dynamisch	10 Wdh.	1		126
2	Armschwingen vor dem Körper	dynamisch	15 Wdh.	2	x	138
3	Versetztes Armkreisen	dynamisch	15 Wdh.	2	x	127
4	Brustmuskel-dehnung	halten	45 Sek.	2		128
5	Beinschwingen	dynamisch	15 Wdh.	2	x	127
6	Stehende Vorbeuge	halten	45 Sek.	2		128
7	Pyramide	dynamisch	10 Wdh.	2	x	34
8	Ausfallschritt mit Rotation	dynamisch	10 Wdh.	2	x	134
9	Schneidersitz mit Vorbeuge	halten	45 Sek.	2		132
10	Hüftwiegen	federn	60 Sek.	1	x	132

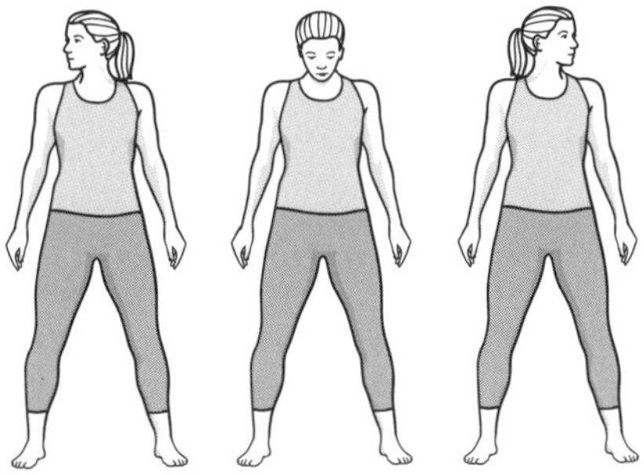

1 Kopfkreisen

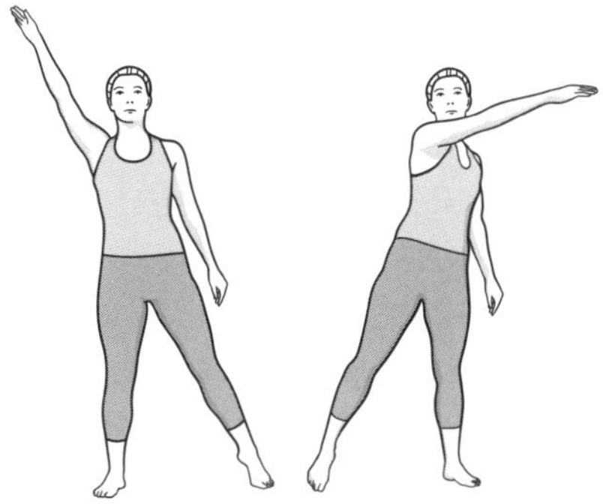

2 Armschwingen vor dem Körper

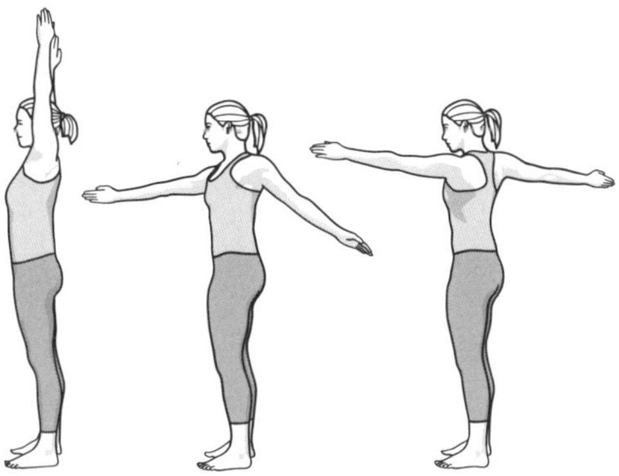

3 Versetztes Armkreisen

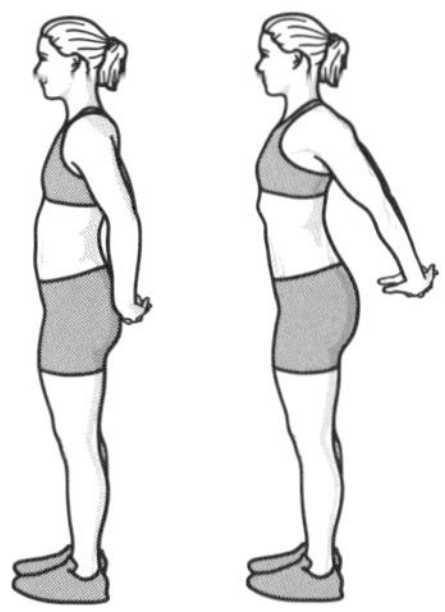

4 Brustmuskeldehnung

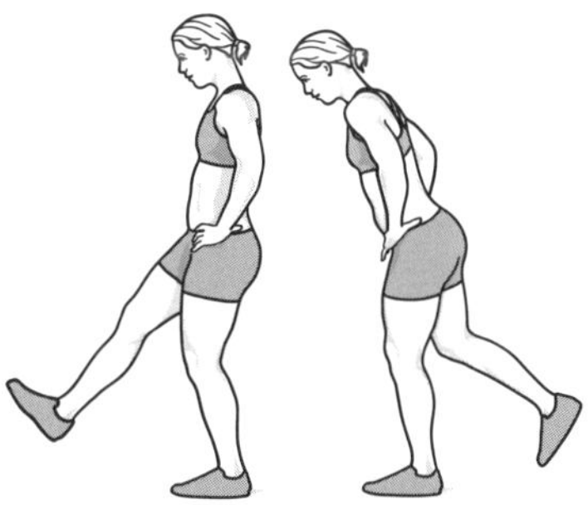

5 Beinschwingen

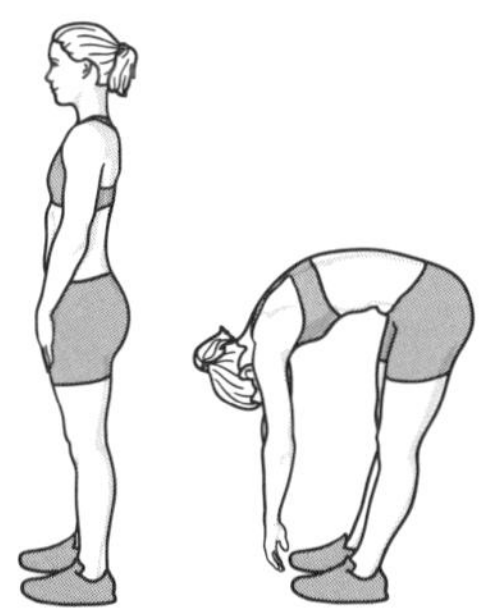

6 Stehende Vorbeuge

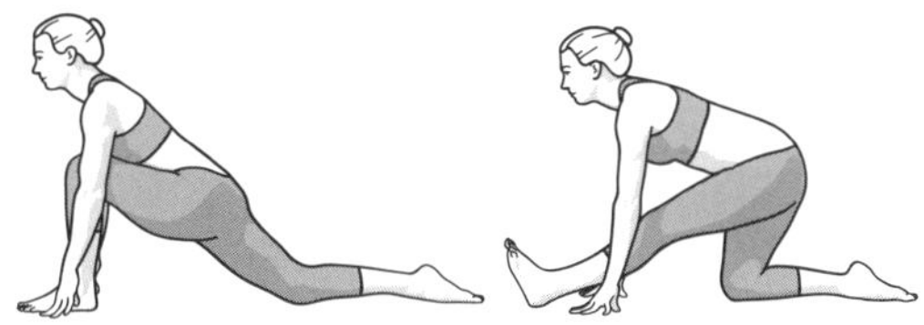

7 Pyramide

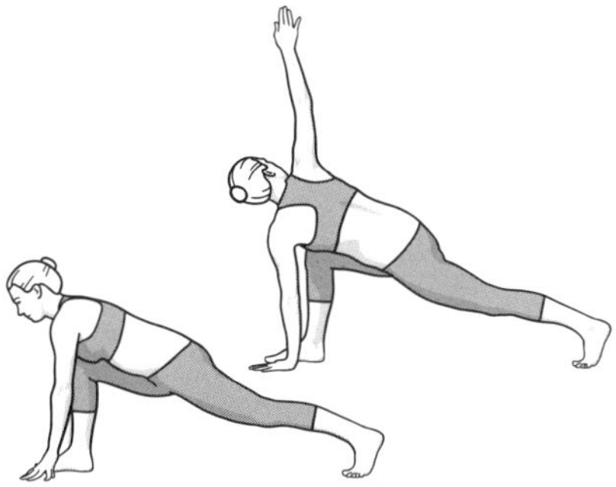

8 Ausfallschritt mit Rotation

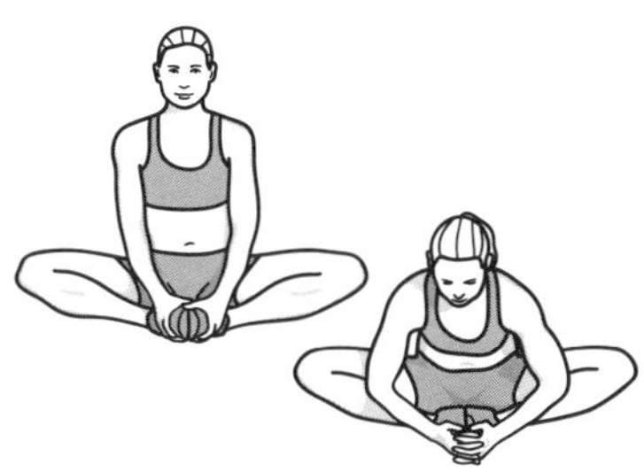

9 Schneidersitz mit Vorbeuge

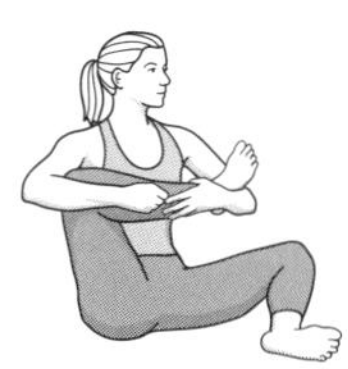

10 Hüftwiegen

43 Für eine aufrechte Haltung – Kurzprogramm

1 2 3

Benötigte Hilfsmittel: keine
Trainingsdauer: 20 Minuten
Trainingsmodus: Satztraining

	Übungen	Ausführung	Dauer/Wiederholungen je Seite	Sätze	Seitenwechsel	Seite
1	Schulterkreisen	dynamisch	10 Wdh.	2		126
2	Brustmuskeldehnung	halten	45 Sek.	2		128
3	Seitliches Strecken mit Wippen	dynamisch	45 Sek.	2	x	127
4	Oberkörperheben aus der Bauchlage	dynamisch	10 Wdh.	3		137
5	Elefant durchs Nadelöhr aus dem Vierfüßlerstand	dynamisch	10 Wdh.	2	x	135
6	Herabschauender Hund mit Oberkörperfedern	federn	45 Sek.	3		133

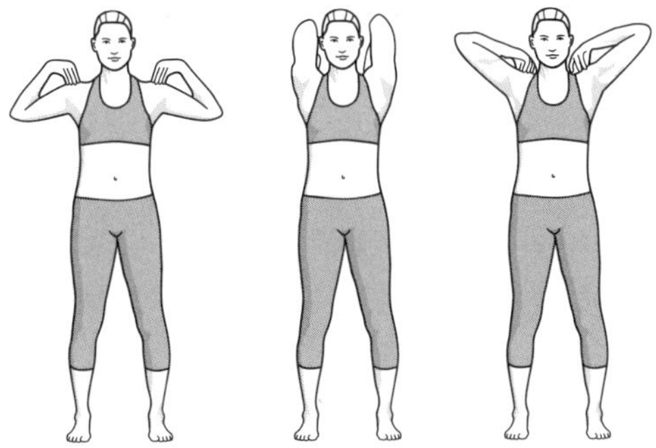

1 Schulterkreisen

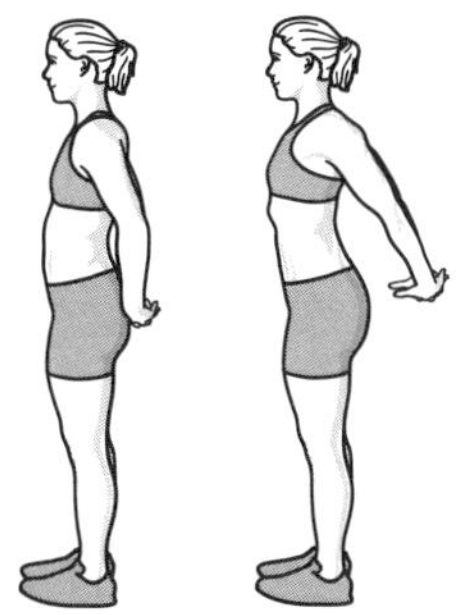

2 Brustmuskeldehnung

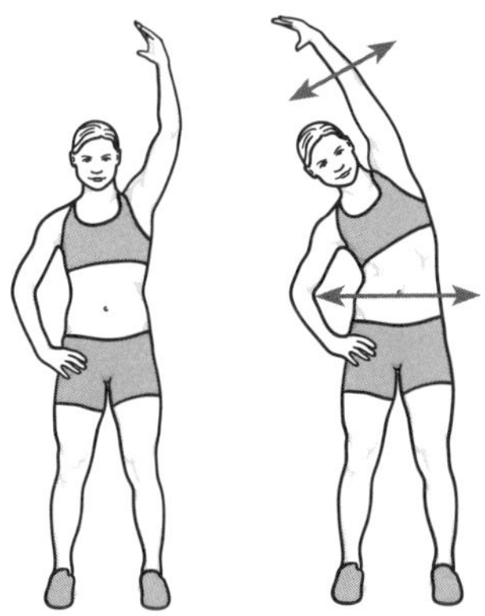

3 Seitliches Strecken mit Wippen

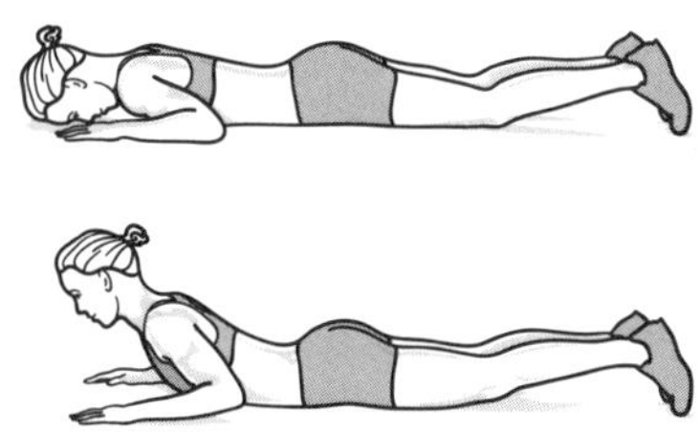

4 Oberkörperheben aus der Bauchlage

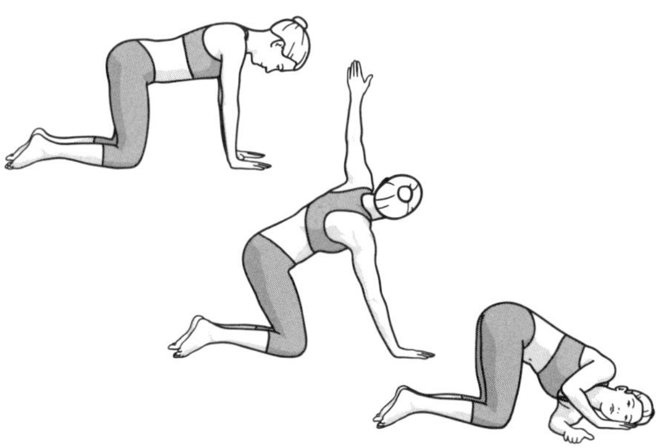

5 Elefant durchs Nadelöhr aus dem Vierfüßlerstand

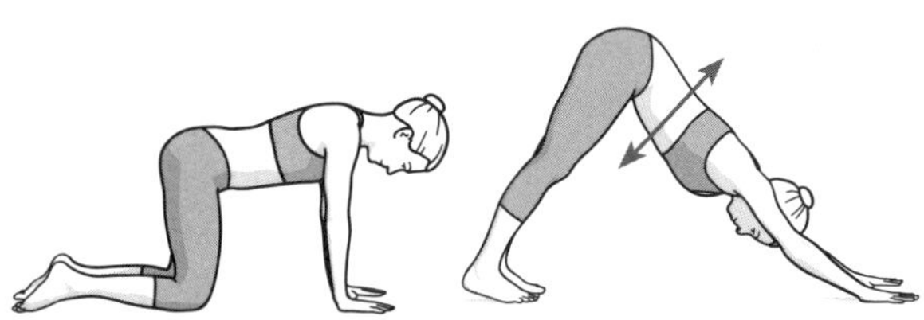

6 Herabschauender Hund mit Oberkörperfedern

44 Kurzprogramm für entspannte Beine

Benötigte Hilfsmittel: keine
Trainingsdauer: 20 Minuten
Trainingsmodus: Satztraining

1 2 3

	Übungen	Ausführung	Wiederholungen/ Belastungszeit	Sätze	Seiten-wechsel	Seite
1	Beinschwingen	dynamisch	20 Wdh.	2	x	127
2	Wippende Vorbeuge	federn	45 Sek.	2		128
3	Gehender Hund	dynamisch	45 Sek.	3		133
4	Beinrückseite federn	federn	45 Sek.	2	x	138
5	Oberschenkel-dehnung in der Bauchlage	halten	45 Sek.	2	x	136
6	Schneidersitz mit Vorbeuge	halten	45 Sek.	2		132

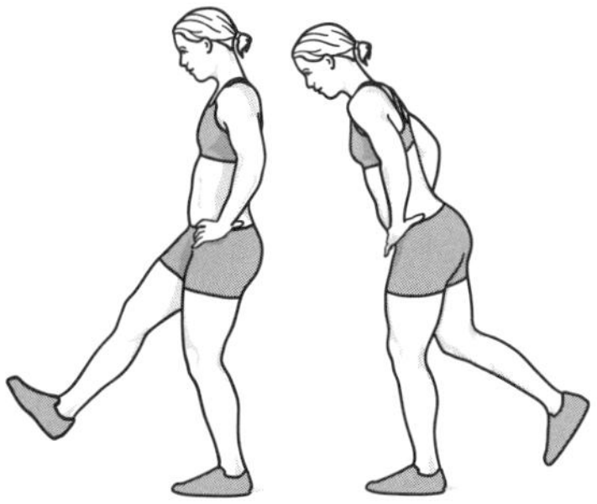

1 Beinschwingen

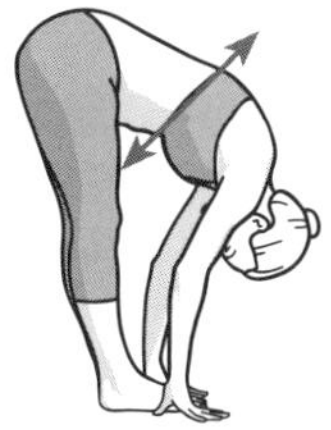

2 Wippende Vorbeuge

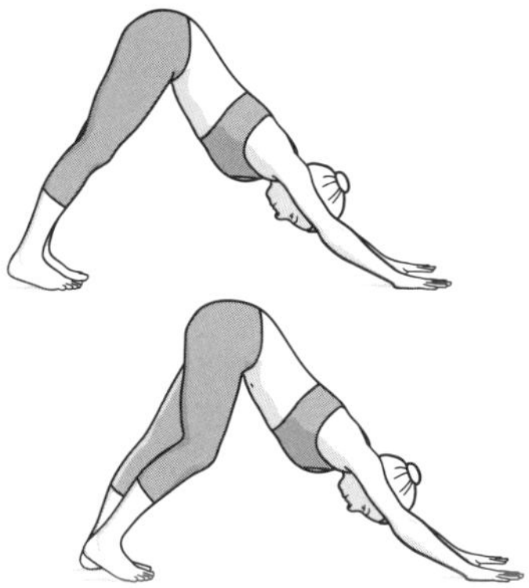

3 Gehender Hund

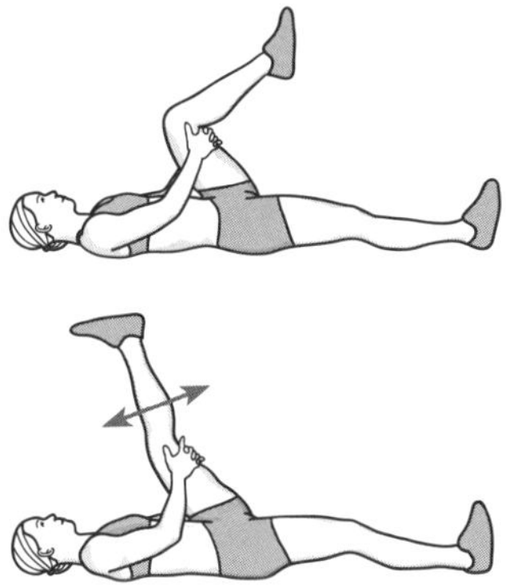

4 Beinrückseite federn

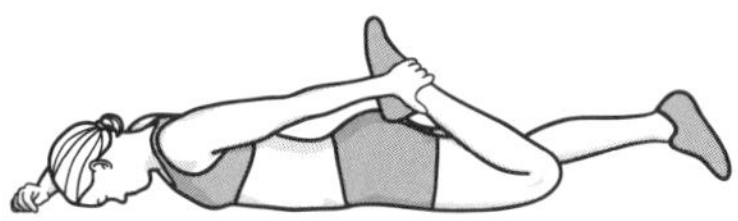

5 Oberschenkeldehnung in der Bauchlage

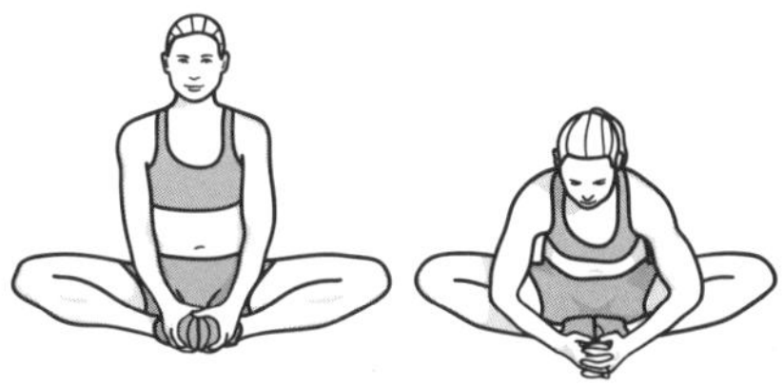

6 Schneidersitz mit Vorbeuge

45 Rundum elastisch und beweglich

Benötigte Hilfsmittel: keine
Trainingsdauer: 25 Minuten
Trainingsmodus: Satztraining

1 2 3

	Übungen	Ausführung	Wiederholungen/ Belastungszeit	Sätze	Seiten-wechsel	Seite
1	Einseitiges Armschwingen	dynamisch	10 Wdh.	2	x	126
2	Armschwingen vor dem Körper	dynamisch	10 Wdh.	2	x	138
3	Seitliches Strecken mit Wippen	federn	45 Sek.	2	x	127
4	Beinschwingen	dynamisch	10 Wdh.	2	x	127
5	Wippende Vorbeuge	federn	60 Sek.	2		128
6	Herabschauender Hund mit Oberkörperfedern	federn	60 Sek.	2		133
7	Hüftwiegen	federn	60 Sek.	2	x	132
8	Beinrückseite federn	federn	60 Sek.	2	x	138

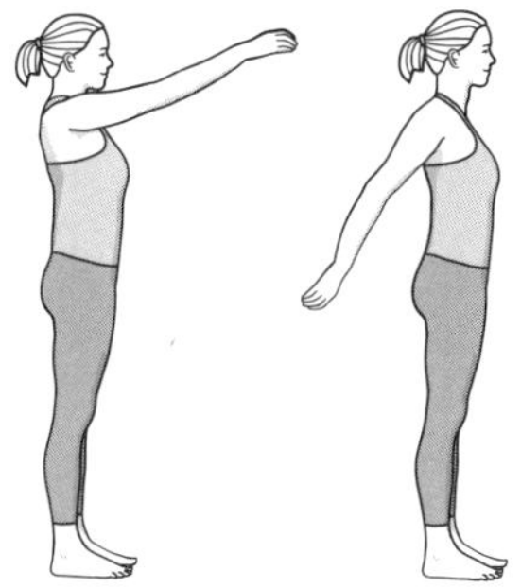

1 Einseitiges Armschwingen

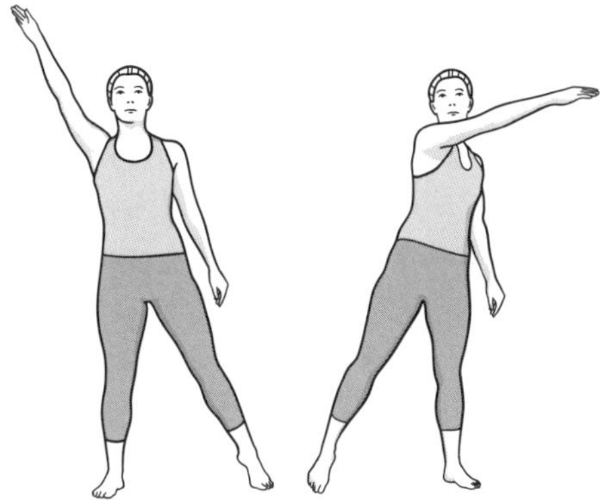

2 Armschwingen vor dem Körper

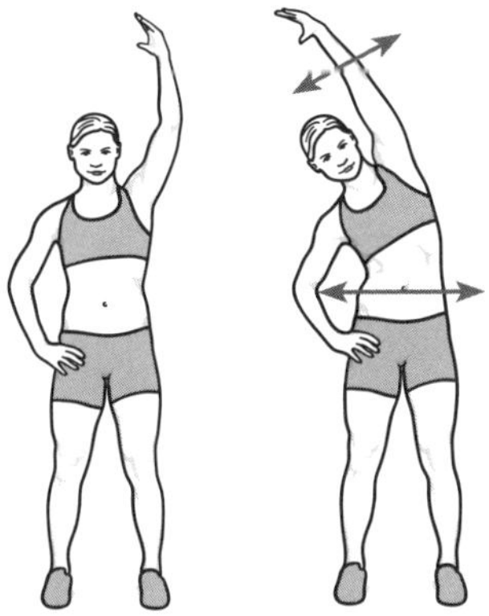

3 Seitliches Strecken mit Wippen

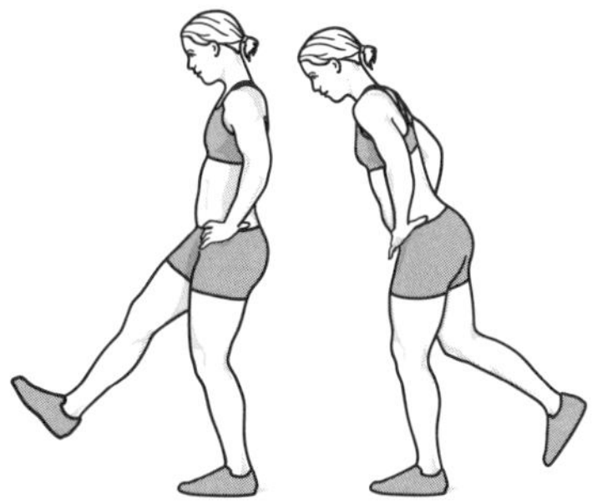

4 Beinschwingen

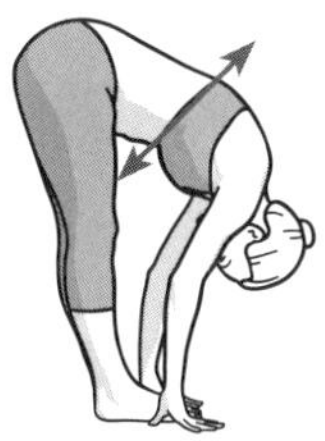

5 Wippende Vorbeuge

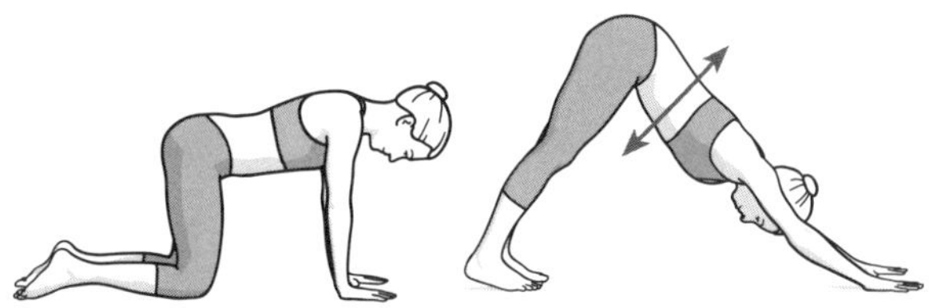

6 Herabschauender Hund mit Oberkörperfedern

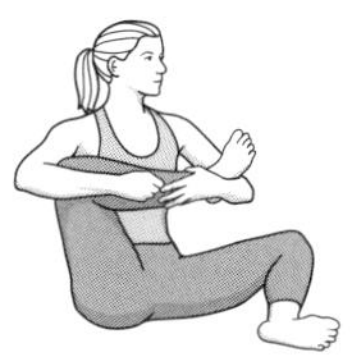

7 Hüftwiegen

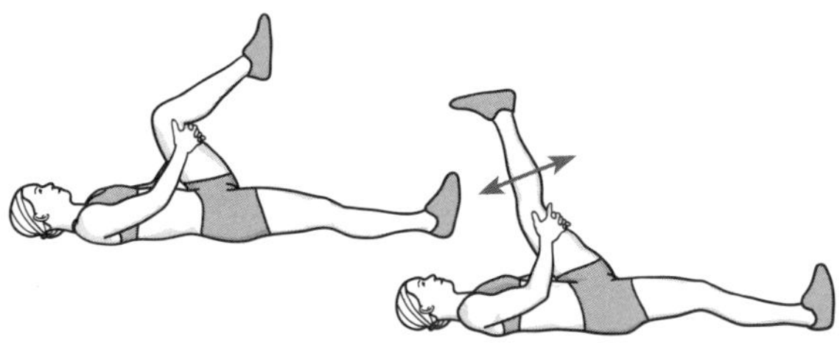

8 Beinrückseite federn

46 Beweglicher Start in den Tag – Kurzprogramm

1 2 3

Benötigte Hilfsmittel: keine
Trainingssdauer: 20 Minuten
Trainingsmodus: Satztraining

	Übungen	Ausführung	Wiederholungen/ Belastungszeit	Sätze	Seiten-wechsel	Seite
1	Armschwingen vor dem Körper	dynamisch	15 Wdh.	2	x	138
2	Seitliches Strecken mit Wippen	federn	60 Sek.	2	x	127
3	Katze und Kuh	dynamisch	10 Wdh.	2		134
4	Gehender Hund	dynamisch	60 Sek.	2		133
5	Hüftmobilisation aus dem Hürdensitz	dynamisch	20 Wdh.	2		132
6	Wippende Vorbeuge	federn	60 Sek.	2		128

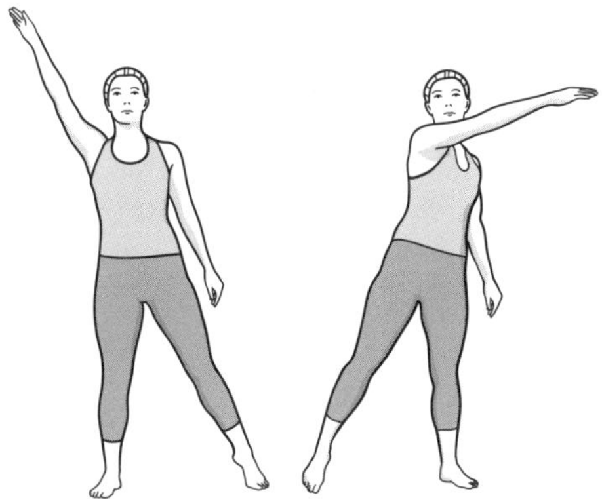

1 Armschwingen vor dem Körper

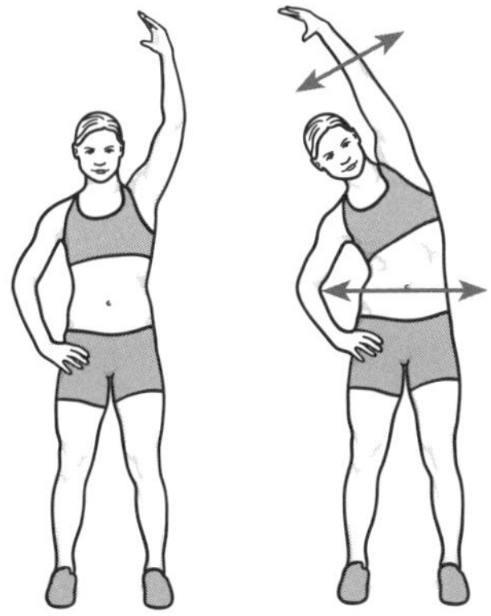

2 Seitliches Strecken mit Wippen

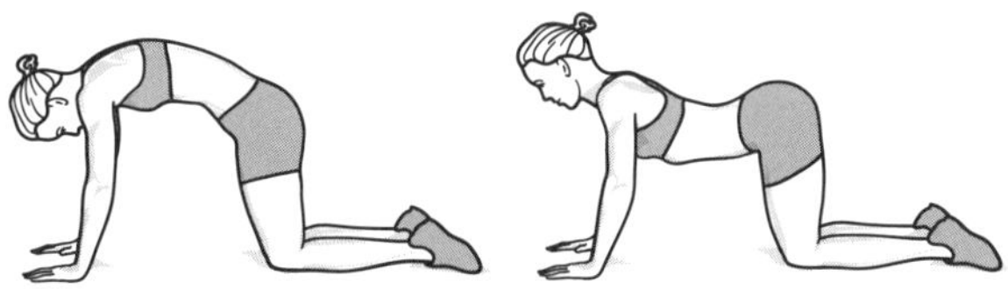

3 Katze und Kuh

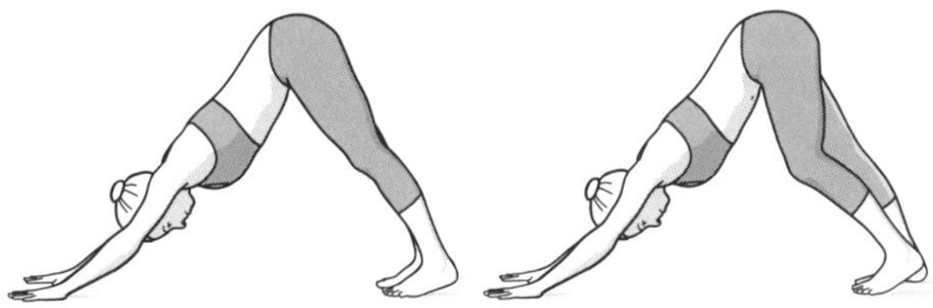

4 Gehender Hund

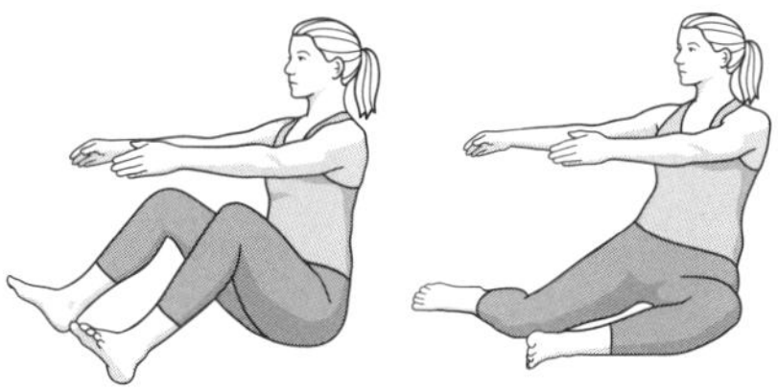

5 Hüftmobilisation aus dem Hürdensitz

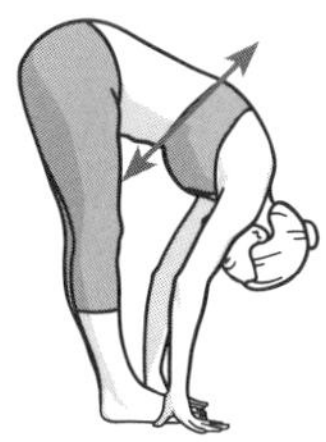

6 Wippende Vorbeuge

47 Beweglichkeitsprogramm für die Mittagspause

Benötigte Hilfsmittel: Stuhl und Tisch
Trainingsdauer: 15 Minuten
Trainingsmodus: Satztraining

1 2 3

	Übungen	Ausführung	Wiederholungen/ Belastungszeit	Sätze	Seiten-wechsel	Seite
1	Beugen und Strecken	dynamisch	10 Wdh.	2		130
2	Einseitiges Armschwingen	dynamisch	10 Wdh.	2	x	126
3	Schulterdehnung am Tisch	halten	60 Sek.	1		130
4	Kopfkreisen	dynamisch	10 Wdh.	2		126
5	Rekeln	dynamisch	10 Wdh.	1		130
6	Oberkörperrotation	dynamisch	10 Wdh.	2		130

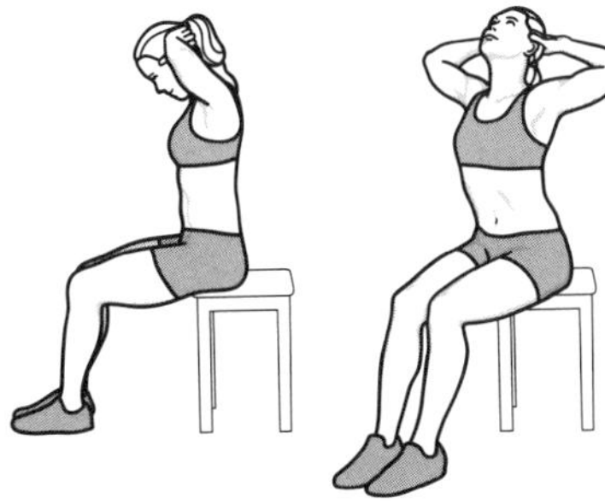

1 Beugen und Strecken

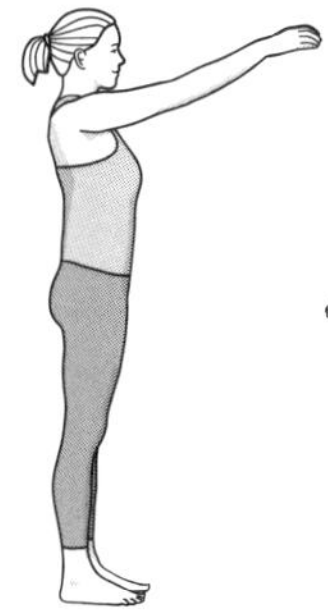

2 Einseitiges Armschwingen

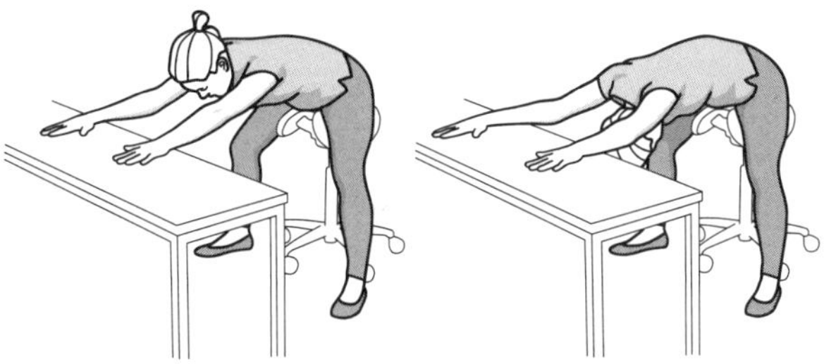

3 Schulterdehnung am Tisch

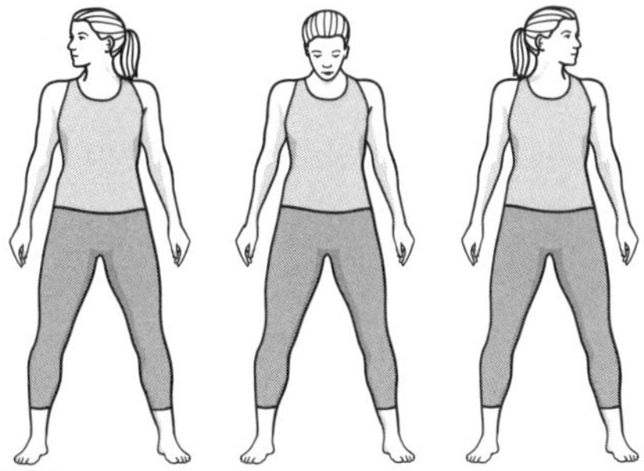

4 Kopfkreisen

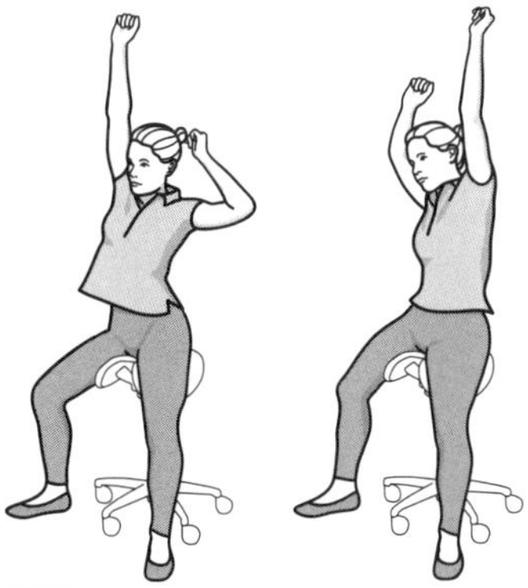

5 Rekeln

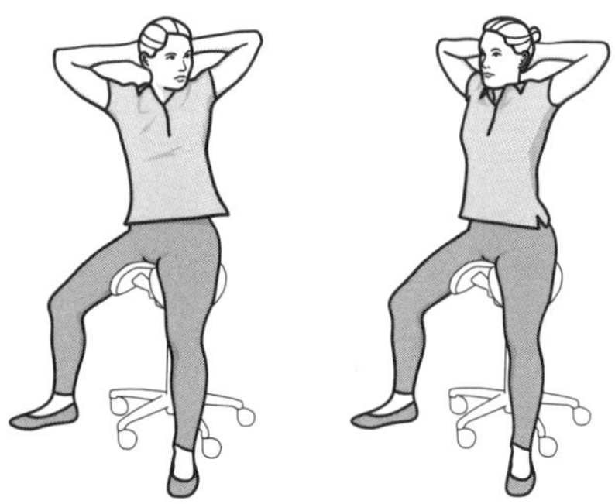

6 Oberkörperrotation

48 Yogaprogramm für Beweglichkeit von Kopf bis Fuß

1 2 3

Benötigte Hilfsmittel: keine
Trainingsdauer: 20 Minuten
Trainingsmodus: Zirkeltraining

	Übungen	Atemzüge	Seiten-wechsel	Ruhehaltung für 5 Atemzüge	Sätze	Intensität	Seite
1	Wirbelsäulen-mobilisation	10 dynamisch		Schneidersitz	1	1	131
2	Schwingender Schneidersitz	10 dynamisch		Schneidersitz	1	1	131
3	Drehsitz	10 halten	x	Schneidersitz	2	1	131
4	Pyramide	10 halten	x	Kindposition	2	1	134
5	Stehende Vorbeuge	10 halten		Aufrechter Stand	2	1	128
6	Elefant durchs Nadelöhr aus dem Vierfüßlerstand	10 halten	x	Kindposition	2	1	135

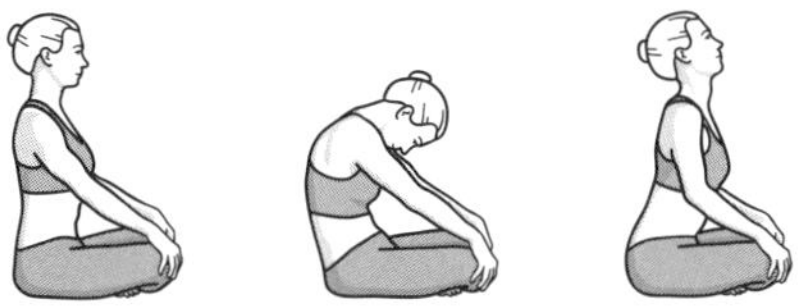

1 Wirbelsäulenmobilisation

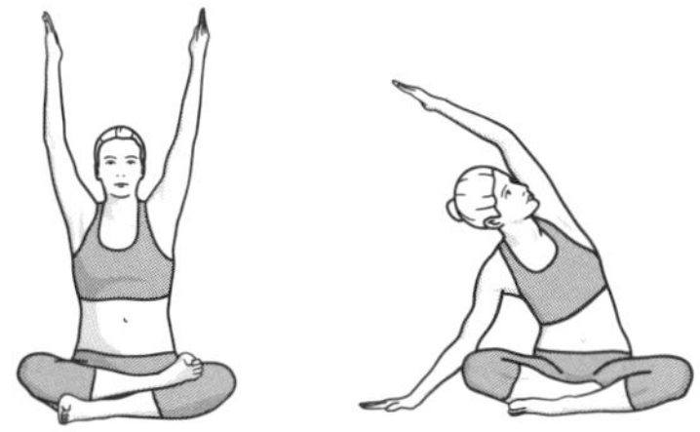

2 Schwingender Schneidersitz

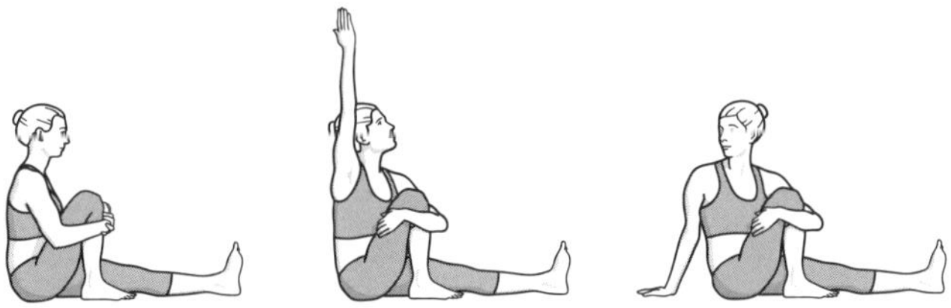

3 Drehsitz

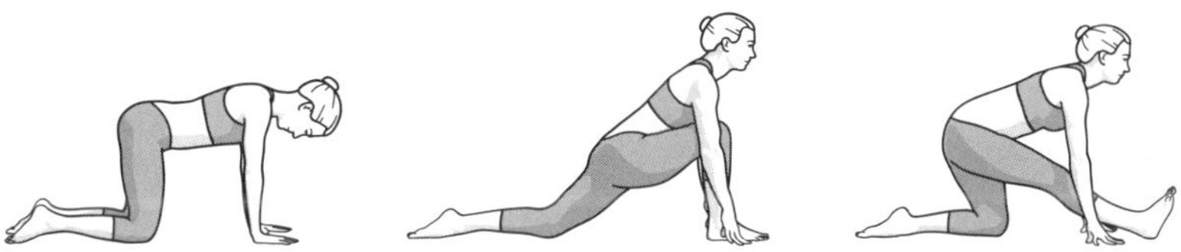

4 Pyramide

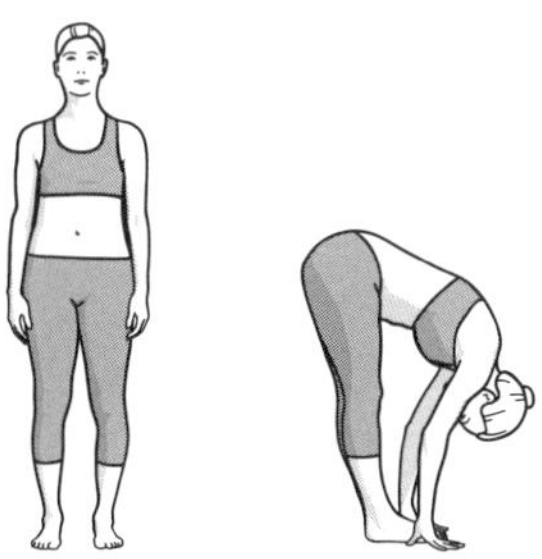

5 Stehende Vorbeuge

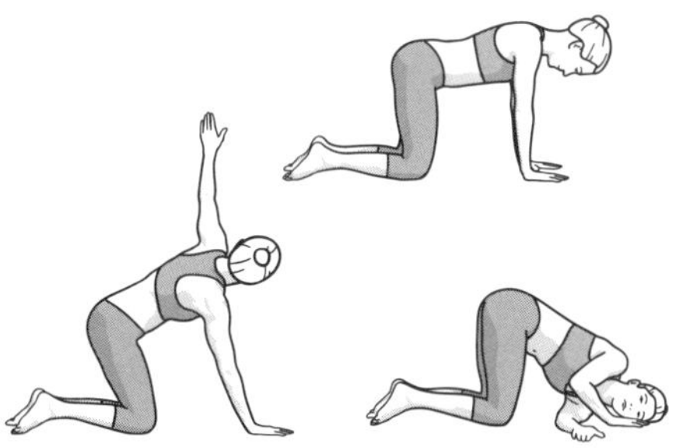

6 Elefant durchs Nadelöhr aus dem Vierfüßlerstand

49 Yoga für geschmeidige Schultern

Benötigte Hilfsmittel: keine
Trainingsdauer: 15 Minuten
Trainingsmodus: Zirkeltraining

1 2 3

	Übungen	Atemzüge	Seitenwechsel	Ruhehaltung für 5 Atemzüge	Sätze	Intensität	Seite
1	Wirbelsäulenmobilisation	10 dynamisch		Schneidersitz	2	1	131
2	Schwingender Schneidersitzrsitz	10 halten	x	Schneidersitz	2	1	131
3	Kobra	10 dynamisch		Kindposition	2	1	135
4	Elefant durchs Nadelöhr aus dem Vierfüßlerstand	10 halten	x	Kindposition	2	1	135
5	Kuhgesicht	10 halten	x	Schneidersitz	2	1	131
6	Fisch	5 halten		Rückenlage	1	1	136

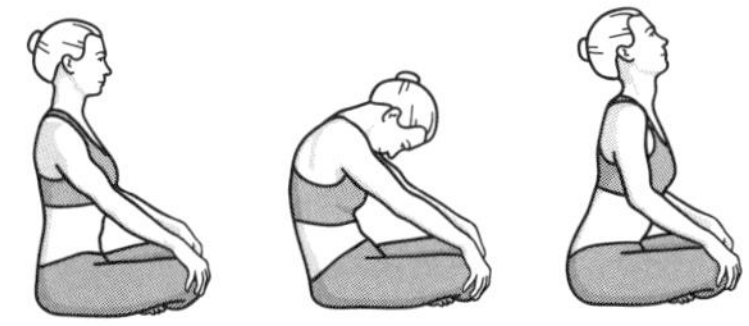

1 Wirbelsäulenmobilisation

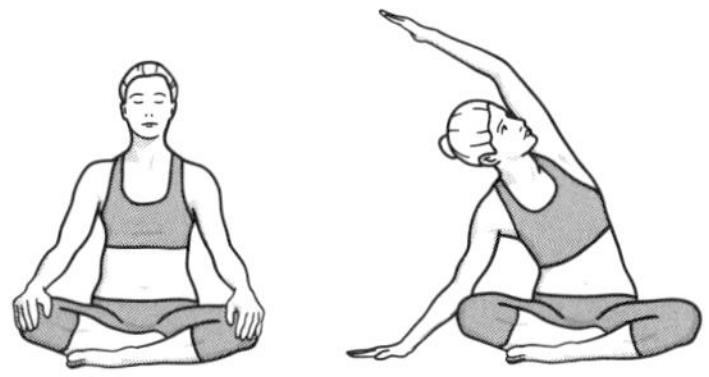

2 Schwingender Schneidersitz

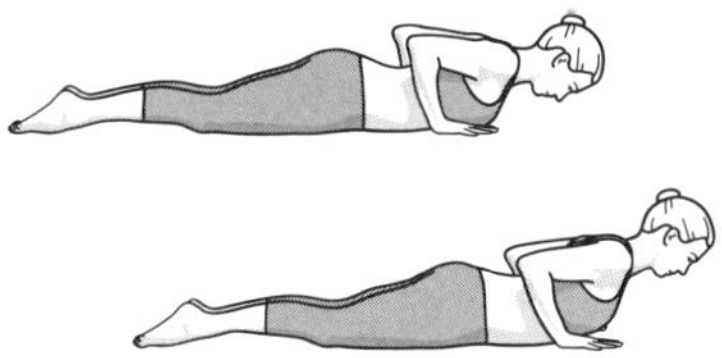

3 Kobra

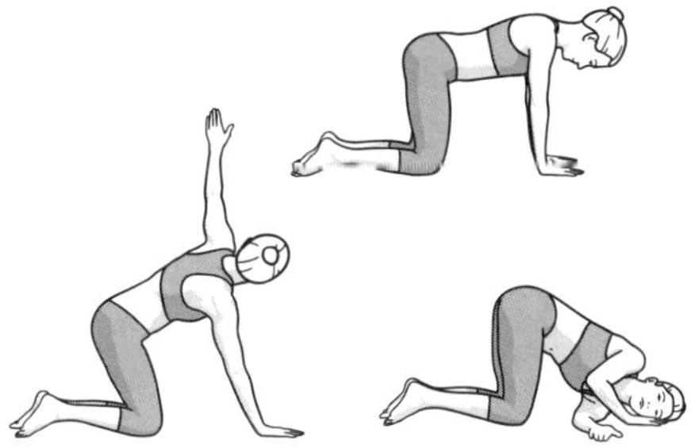

4 Elefant durchs Nadelöhr aus dem Vierfüßlerstand

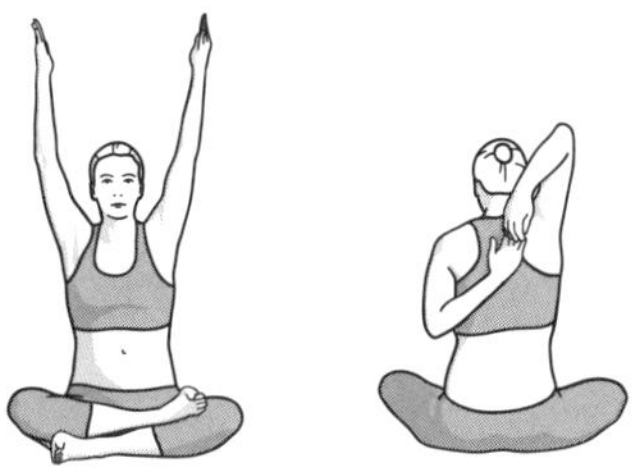

5 Kuhgesicht

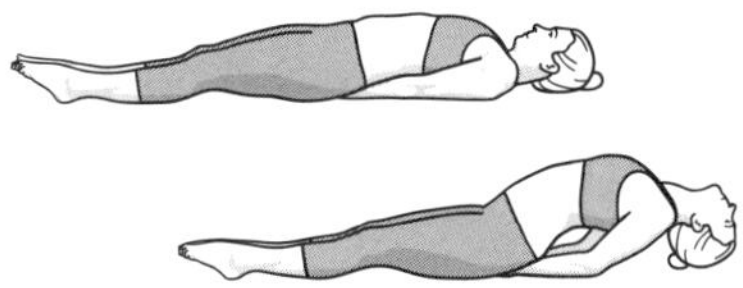

6 Fisch

50 Yogaprogramm für erholsamen Schlaf

Benötigte Hilfsmittel: keine
Trainingsdauer: 15 Minuten
Trainingsmodus: Zirkeltraining

1 2 3

	Übungen	Atemzüge	Seiten-wech-sel	Ruhehaltung für 5 Atemzüge	Sät-ze	Intensi-tät	Seite
1	Schwingender Schneidersitzrsitz	10 halten	x	Schneidersitz	1	1	131
2	Sitzende Vorbeuge	10 halten		Schneidersitz	2	1	132
3	Hüftwiegen	10 halten	x	Schneidersitz	2	1	132
4	Elefant durchs Nadelöhr liegend	10 halten	x	Rückenlage	2	1	135
5	Happy Child	10 halten		Rückenlage	1	1	1135
6	Knie liegend heranziehen	10 halten		Rückenlage	1	1	136

Wirkung
Vor dem Schlafengehen helfen sitzende Haltungen in der Vorbeuge und liegende Positionen dabei, Erdung zu finden. Gerade im Liegen fällt es leichter, Anspannung loszulassen und sich der Schwerkraft hinzugeben. Der Weg von der Yogamatte ins Bett fällt so viel leichter. Schließe beim Üben gern die Augen, um auch den Sinnen Ruhe und Erholung zu gönnen.

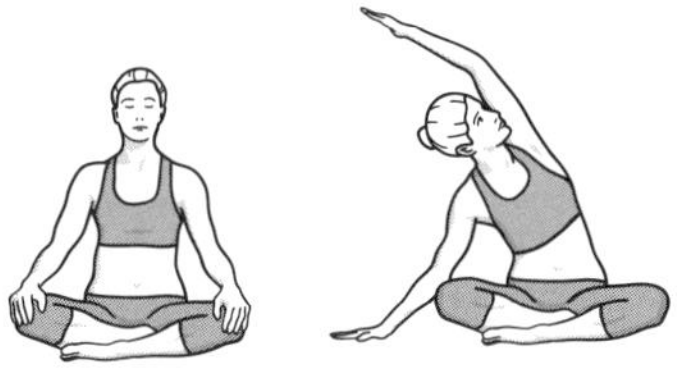

1 Schwingender Schneidersitz

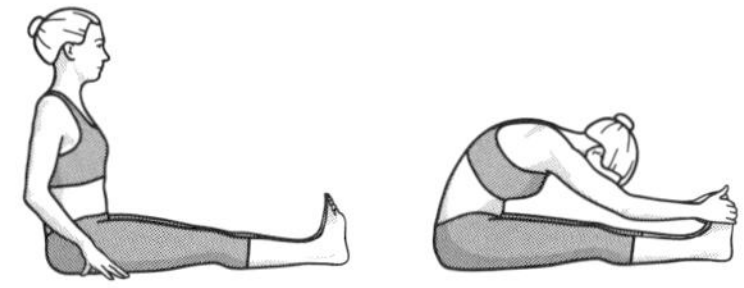

2 Sitzende Vorbeuge

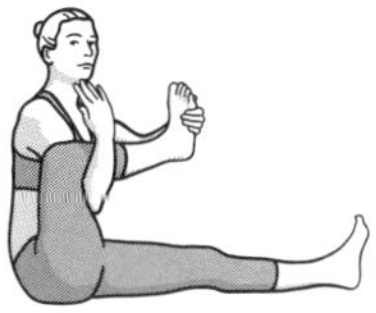

3 Hüftwiegen

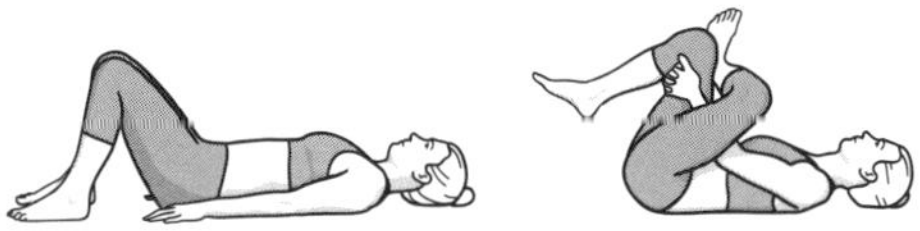

4 Elefant durchs Nadelöhr liegend

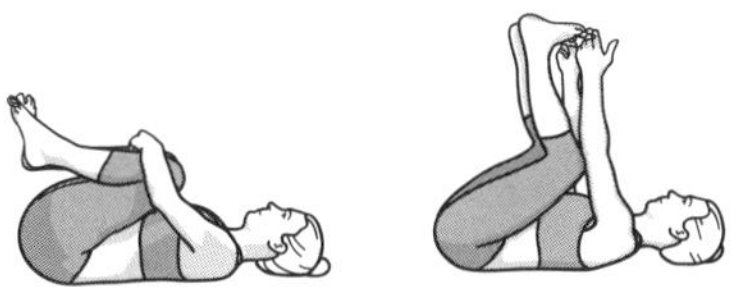

5 Happy Child

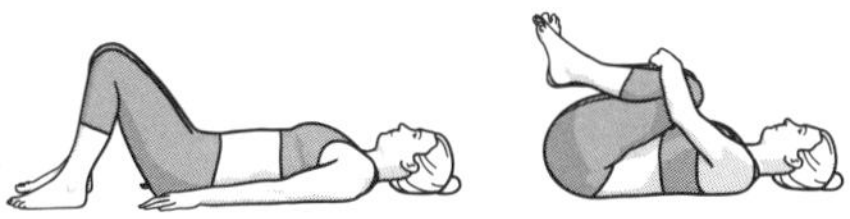

6 Knie liegend heranziehen

Die Übungen

2

Übungen für den Oberkörper

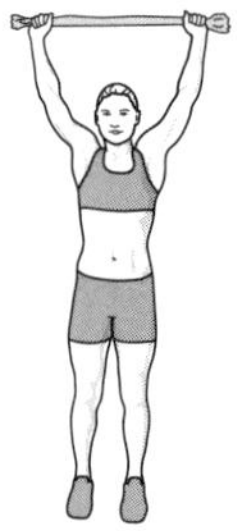

Handtuchziehen über Kopf

Im aufrechten, schulterbreiten Stand ein Handtuch jeweils an den Enden mit den Händen greifen und die Arme nach oben über den Kopf führen. Mit beiden Händen während der Belastungszeit konstant das Handtuch auseinanderziehen. Den Rumpf auf Spannung halten.

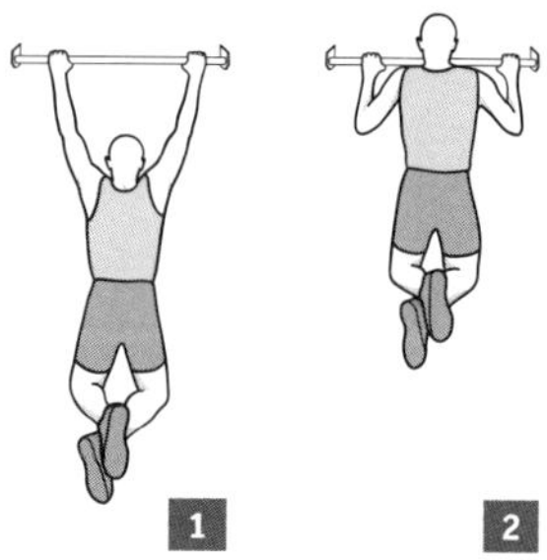

Klimmzug

1. Eine Klimmzugstange, ein stabiler Ast oder Ähnliches etwas mehr als schulterbreit im Obergriff umfassen. Die Handflächen zeigen dabei nach unten. Die Füße überkreuzen.
2. Die Ellbogen beugen und den Körper nach oben ziehen, bis sich das Kinn über der Stange befindet. Danach wieder kontrolliert in die Ausgangsposition absenken.

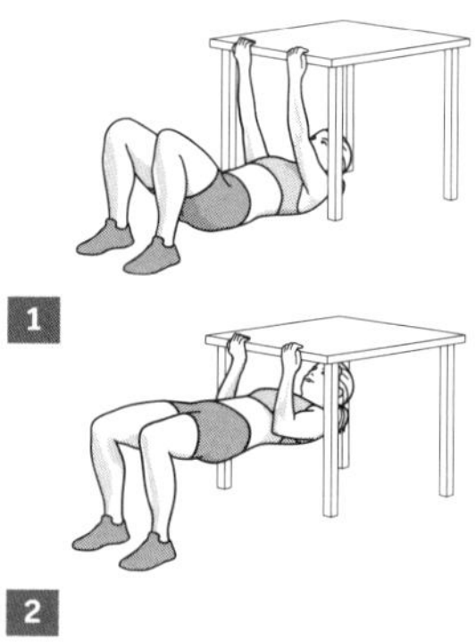

Umgekehrtes Rudern am Tisch

1. In Rückenlage unter einem stabilen Tisch die Füße hüftbreit aufstellen und mit den Händen die Tischkante mehr als schulterbreit greifen. Die Schultern befinden sich unterhalb der Hände. Den Rumpf anspannen und die Gesäßmuskulatur aktivieren.
2. Die Arme beugen und mit einer Zugbewegung die Brust möglichst nah zur Tischkante führen. Die Ellbogen dabei eng am Körper führen. Danach kontrolliert absenken.

Dip

1. Die Fersen aufstellen und die Handballen auf einem Stuhl aufsetzen. Den Oberkörper aufrichten. Das Gesäß ist nah an der Erhöhung, die Arme sind gestreckt.
2. Die Ellbogen beugen und das Gesäß bis kurz vor Bodenkontakt absenken. Dann wieder hochdrücken.

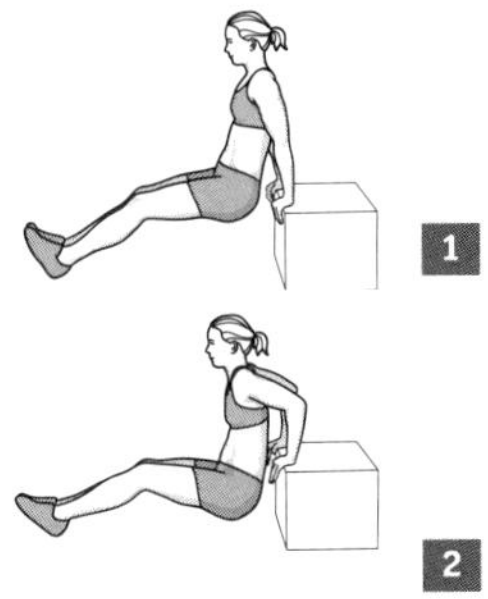

Unterarmstütz

Einen Unterarmstütz einnehmen. Die Ellbogen befinden sich unter den Schultern. Das Becken bildet mit Oberkörper und Oberschenkeln eine Linie. Die Wirbelsäule behält durch Anspannen der Rumpfmuskulatur ihre normale physiologische Krümmung bei. Die Position halten.

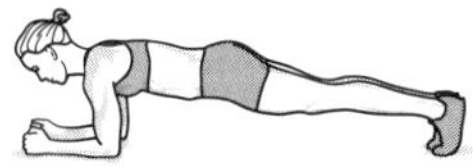

Unterarmstütz mit wechselndem Beinanheben

Einen Unterarmstütz einnehmen. Die Ellbogen sind unter den Schultern. Das Becken ist mit Oberkörper und Oberschenkeln in einer Linie. Abwechselnd den rechten und linken Fuß wenige Zentimeter vom Boden anheben. Die Position jeweils für 2 bis 3 Sekunden halten.

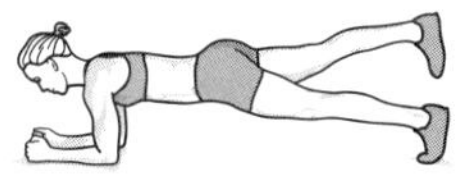

Seitstütz

Einen gestreckten Seitstütz mit übereinanderliegenden Beinen einnehmen und auf dem Unterarm abstützen. Der Ellbogen ist direkt unter dem Schultergelenk. Den freien Arm senkrecht nach oben strecken. Den Rumpf auf Spannung halten, sodass sich das Becken auf einer Höhe zwischen Oberschenkeln und Oberkörper befindet. Die Position halten.

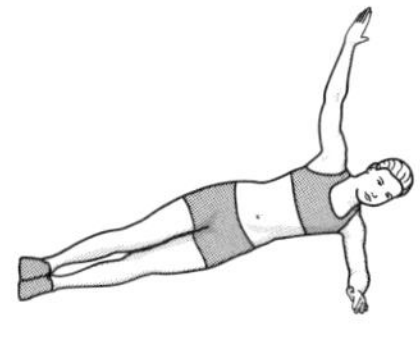

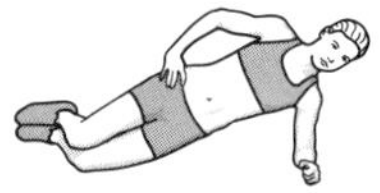

Seitstütz mit abgelegten Knien

Einen Seitstütz mit angewinkelten Knien einnehmen. Der stützende Unterarm zeigt gerade nach vorn. Der Ellbogen befindet sich direkt unter der Schulter. Das Becken nach oben schieben und halten.

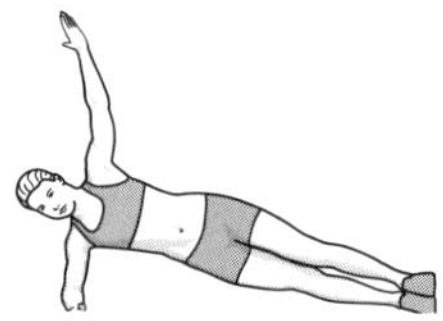

1

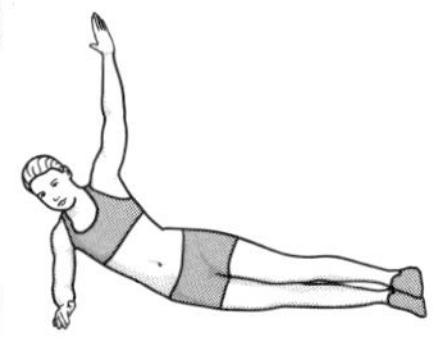

2

Dynamischer Seitstütz

1. Einen gestreckten Seitstütz mit übereinanderliegenden Beinen einnehmen. Den freien Arm senkrecht nach oben strecken. Den Rumpf auf Spannung halten, sodass sich das Becken auf einer Höhe zwischen Oberschenkeln und Oberkörper befindet.
2. Das Becken bis kurz vor Bodenkontakt absenken und wieder anheben.

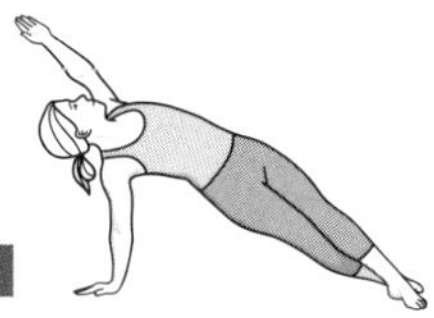

1

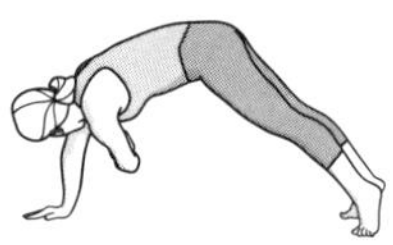

2

Gedrehter Seitstütz

1. In einen Seitstütz mit ausgestreckten Beinen kommen, dabei auf die Hand stützen. Diese direkt unter dem Schultergelenk platzieren. Den freien Arm nach oben strecken. Den Rumpf auf Spannung halten, sodass sich das Becken auf einer Höhe zwischen Oberschenkeln und Oberkörper befindet. Den Fuß des oberen Beins vor dem des unteren Beins platzieren.
2. Den freien Arm von oben vor dem Körper absenken, den Oberkörper eindrehen und unter der stützenden Seite durchtauchen. Der stützende Arm bleibt gestreckt. Das Becken nach oben anheben. Den freien Arm wieder nach oben strecken.

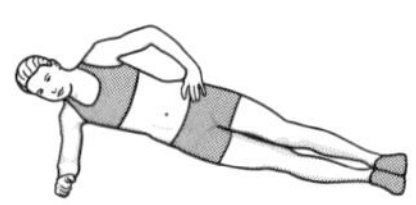

1

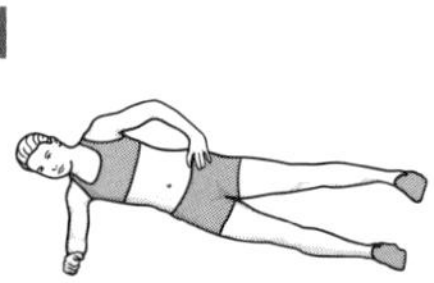

2

Seitstütz mit Beinanheben

1. Einen Seitstütz mit übereinanderliegenden Beinen einnehmen und auf dem Unterarm abstützen. Der Ellbogen ist direkt unter dem Schultergelenk. Den Rumpf auf Spannung halten, sodass der Körper eine Linie bildet.
2. Im dynamischen Wechsel das obere Bein anheben und absenken, ohne es abzulegen.

Seitstütz mit Hüftrotation

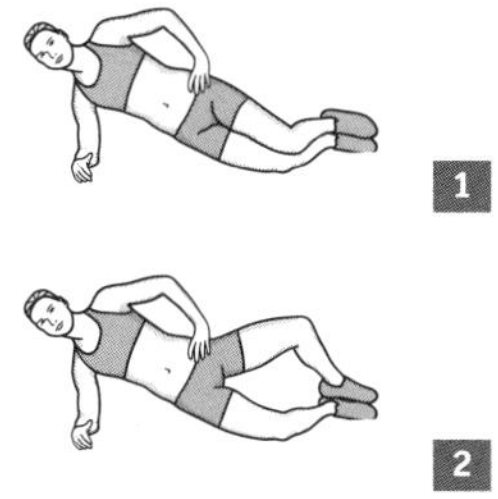

1. Einen Seitstütz mit abgelegten Knien einnehmen. Die Knie sind rechtwinklig nach hinten gebeugt. Der Ellbogen ist direkt unter dem Schultergelenk. Das Becken anheben, sodass Oberschenkelaußenseite und Rumpf eine Linie bilden.
2. Im dynamischen Wechsel das obere Knie anheben und absenken, ohne es abzulegen.

T-Stand mit Beinabduktion

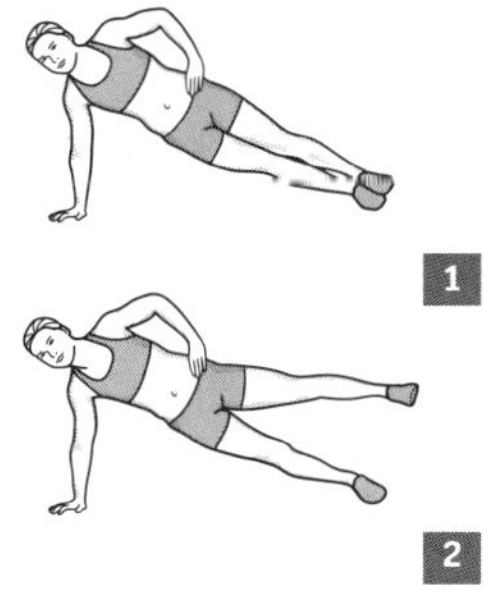

1. Einen Seitstütz mit übereinanderliegenden Beinen einnehmen und auf der Hand abstützen. Der Körper befindet sich in einer Linie.
2. Im dynamischen Wechsel das obere Bein anheben und absenken, ohne es abzulegen.

Stütz mit Arm- und Beinheben

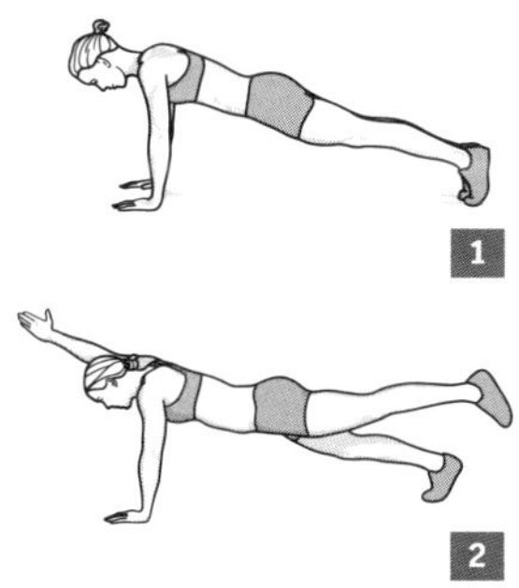

1. Eine Stützposition einnehmen. Die Hände befinden sich unterhalb der Schultern. Das Becken befindet sich in einer Linie zwischen Oberkörper und Oberschenkeln.
2. Gleichzeitig den linken Fuß und den rechten Arm anheben. Absetzen und mit der anderen Seite wiederholen. Die Position jeweils für 2 bis 3 Sekunden halten.

Zweipunktstütz

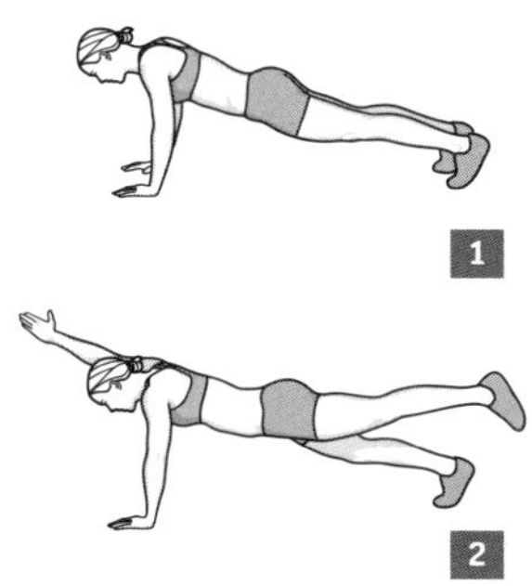

1. Eine Stützposition mit schulterbreit geöffneten Händen und Füßen einnehmen. Das Becken befindet sich in einer Linie zwischen Oberkörper und Oberschenkeln.
2. Über die Diagonale einen Arm und ein Bein gestreckt vom Boden anheben. Die Position halten.

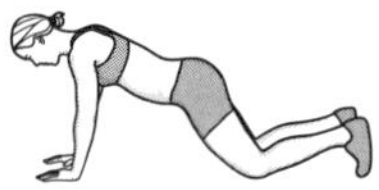

1

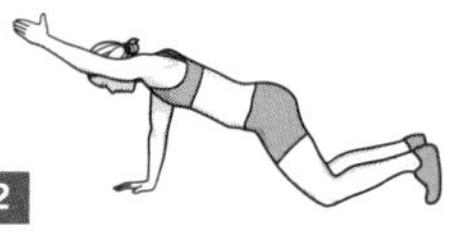

2

Frontstütz mit Armheben

1. Eine kniende Stützposition einnehmen, bei der sich die Hände unter den Schultern befinden. Die Knie befinden sich etwas hinter den Hüften. Die Fußspitzen aufstellen.
2. Im Wechsel den rechten und linken Arm anheben. Der Daumen zeigt dabei nach oben. Die Position jeweils für 5 Sekunden halten.

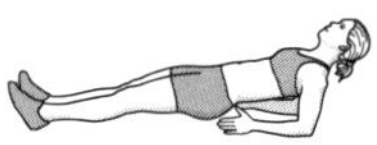

1

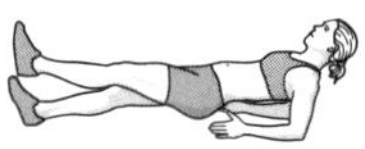

2

Umgekehrter Stütz mit Beinanheben

1. In Rückenlage auf die Unterarme abstützen. Die Unterarme zeigen in Richtung Gesäß. Das Gesäß ist angespannt.
2. Abwechselnd den rechten und linken Fuß wenige Zentimeter vom Boden anheben und absenken. Die Position jeweils für 2 bis 3 Sekunden halten.

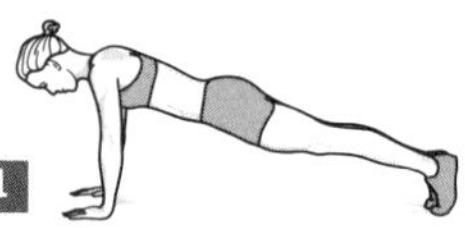

1

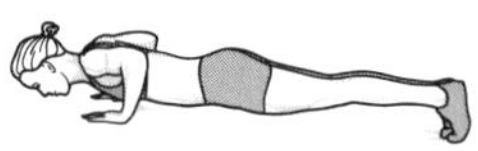

2

Liegestütz

1. Eine Stützposition mit schulterbreit geöffneten Händen einnehmen.
2. Die Ellbogen beugen und den Körper möglichst weit absenken. Die Oberarme bleiben eng am Körper. Danach wieder nach oben drücken. Sprung-, Knie-, Hüft- und Schultergelenk bleiben in einer Linie.

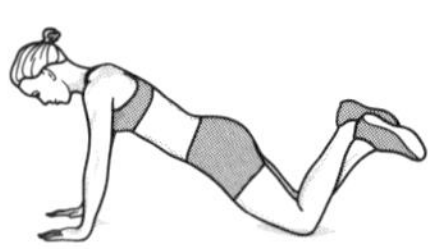

1

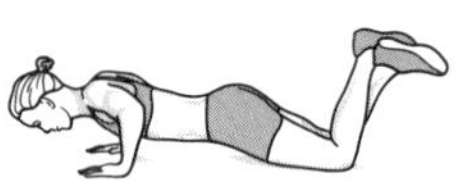

2

Liegestütz mit abgelegten Knien

1. Eine kniende Stützposition einnehmen. Die Hände sind unter den Schultern. Die Füße sind verschränkt. Knie-, Hüft- und Schultergelenke befinden sich in einer Linie.
2. Die Ellbogen beugen und den Oberkörper absenken. Die Ellbogen bleiben eng am Körper. Danach wieder nach oben drücken.

Negativer Liegestütz

1. Die Fußspitzen auf einem Stuhl aufsetzen und eine Stützposition mit schulterbreit geöffneten Händen einnehmen.
2. Die Ellbogen beugen und den Körper möglichst weit absenken. Die Oberarme bleiben eng am Körper. Danach wieder nach oben drücken. Der Körper bleibt in einer Linie.

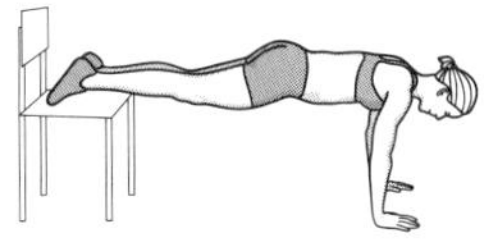
1
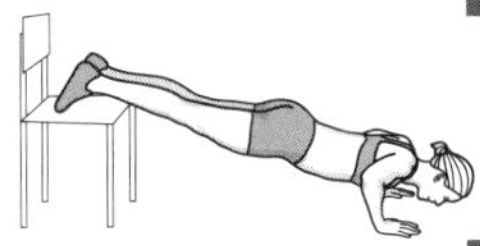
2

Vierfüßlerstand mit angehobenen Knien

Einen Vierfüßlerstand einnehmen. Die Hände sind unter den Schultern, die Knie unter den Hüften. Die Fußspitzen aufstellen und die Knie wenige Zentimeter vom Boden anheben. Die Position halten.

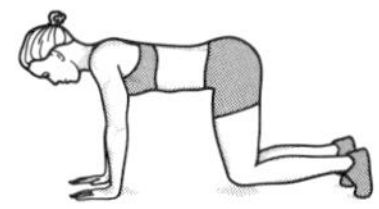

Zweipunktvierfüßler

1. Einen Vierfüßlerstand einnehmen. Die Hände befinden sich unter den Schultern, die Knie unter den Hüften.
2. Den rechten Arm und das linke Bein wegstrecken. Das Becken bleibt parallel zum Boden ausgerichtet. Die Position halten. Dann die Seite wechseln.

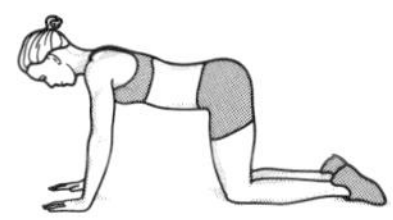
1
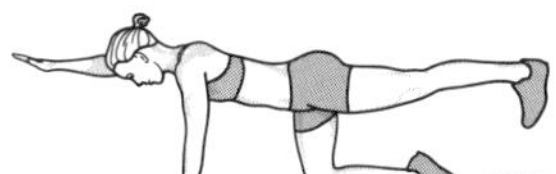
2

Crunch

1. In Rückenlage die Fersen auf dem Boden aufstellen, sodass sich die Knie etwa im rechten Winkel befinden. Die Arme seitlich am Körper knapp über dem Boden halten. Den Kopf etwas anheben. Das Kinn zur Brust ziehen. Die Bauchmuskeln anspannen.
2. Mit den Händen eine gedachte Wand nach vorn wegschieben. Dabei Wirbel für Wirbel nach oben aufrollen. Danach langsam wieder abrollen, ohne Schultern und Kopf abzulegen.

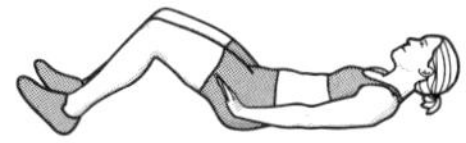
1
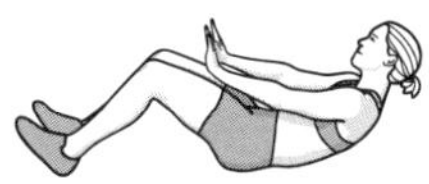
2

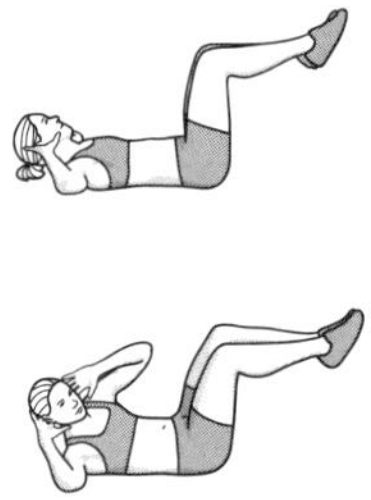

Diagonaler Crunch

1. In Rückenlage beide Beine rechtwinklig gebeugt anheben. Den Kopf etwas vom Boden anheben und die Fingerspitzen an die Schläfen anlegen.
2. Im dynamischen Wechsel die Schulter anheben und den Ellbogen jeweils zum gegenüberliegenden Knie führen.

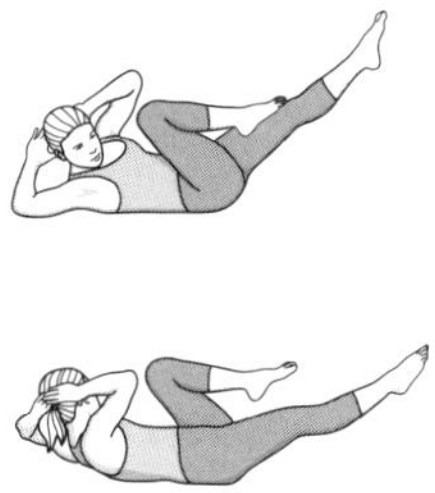

Diagonaler Crunch mit Beinanziehen

1. In Rückenlage ein Bein gestreckt vom Boden anheben. Das andere Bein anwinkeln und das Knie in Richtung des gegenüberliegenden Ellbogens ziehen. Den Oberkörper etwas vom Boden anheben und den Ellbogen zum gegenüberliegenden Knie führen.
2. Abwechselnd Ellbogen und Knie der gegenüberliegenden Seite zusammenführen.

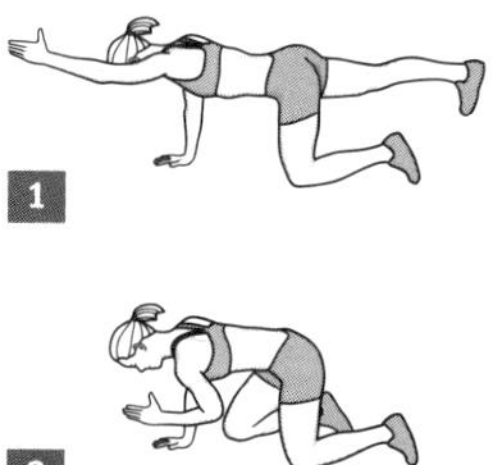

Crunch aus dem Vierfüßlerstand

1. Einen Vierfüßlerstand einnehmen. Die Hände sind unter den Schultern, die Knie unter den Hüften. Einen Arm und das gegenüberliegende Bein wegstrecken. Das Becken bleibt parallel zum Boden ausgerichtet.
2. Ellbogen und Knie beugen und unter der Brust zusammenführen, den Rücken dabei runden, Arm und Bein wieder strecken.

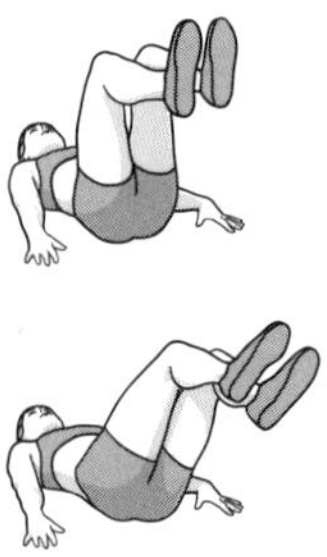

Liegende Rumpfrotation mit angewinkelten Beinen

1. In Rückenlage die Beine anwinkeln, sodass sie einen rechten Winkel bilden. Die Arme seitlich am Körper mit den Handflächen nach unten ablegen.
2. Die Beine im Wechsel zur rechten und linken Seite pendeln. Beide Schulterblätter behalten den Kontakt zum Boden. Den Rumpf auf Spannung halten.

Beinpendel mit gestreckten Beinen

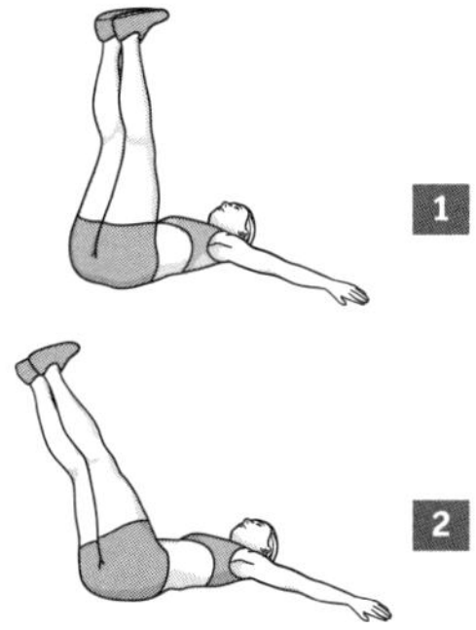

1. Eine Rückenlage einnehmen und die Beine nach oben strecken. Die Arme zur Seite strecken und mit den Handflächen nach unten ablegen.
2. Die Beine im Wechsel zur rechten und linken Seite pendeln. Beide Schulterblätter behalten den Kontakt zum Boden. Den Rumpf auf Spannung halten. sführung den Kontakt zum Boden. Den Rumpf auf Spannung halten.

Gestrecktes Beinsenken

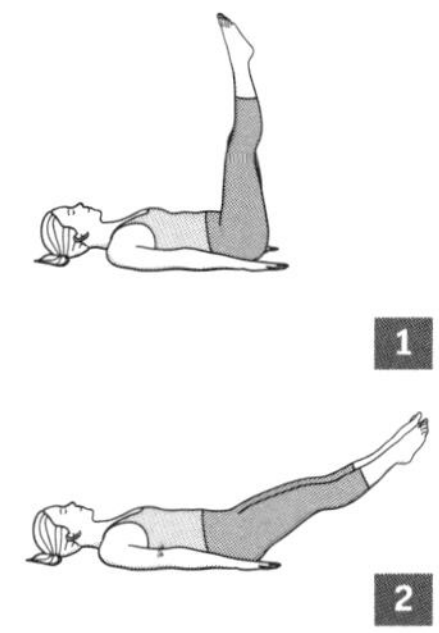

1. Eine Rückenlage einnehmen. Die Arme mit den Handflächen nach unten seitlich neben dem Körper ablegen. Die Beine senkrecht nach oben strecken.
2. Mit Rumpfspannung die Beine langsam nach unten bis kurz vor Bodenkontakt absenken. Danach wieder anheben.

Wechselndes Beinstrecken in Rückenlage

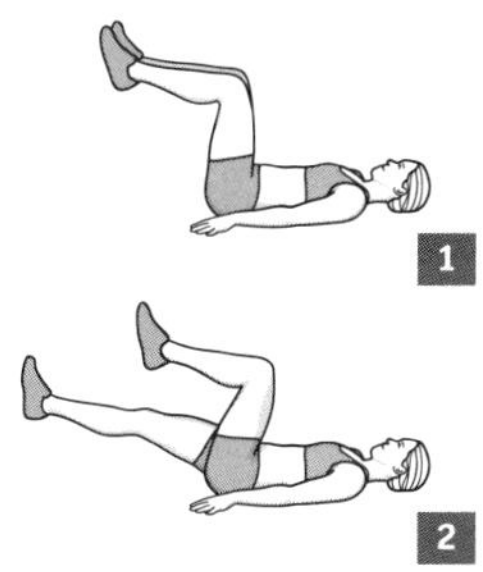

1. In Rückenlage die Arme mit den Handflächen nach unten neben dem Körper ablegen. Beide Beine rechtwinklig gebeugt anheben, sodass die Unterschenkel in der Waagrechten sind.
2. Ein Bein nach vorn strecken, ohne es abzulegen, dann im dynamischen Wechsel die Beine beugen und strecken.

Latdrücken in Rückenlage

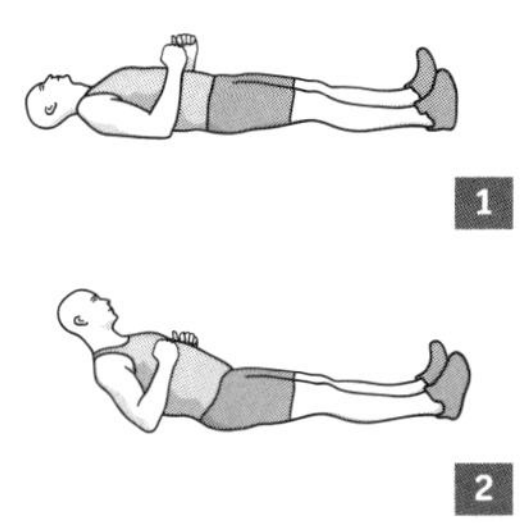

1. In Rückenlage die Oberarme nah am Oberkörper auf dem Boden absetzen. Die Unterarme zeigen senkrecht nach oben, die Handflächen sind zum Körper gedreht. Das Kinn zur Brust ziehen.
2. Die Ellbogen nach unten in den Boden drücken, sodass sich der Oberkörper anhebt. Danach wieder langsam bis knapp über den Boden absenken und wiederholen. Die Kraft kommt aus dem Rücken, nicht aus den Bauchmuskeln.

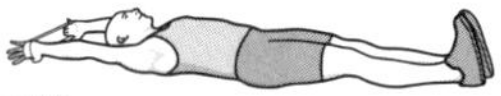

1

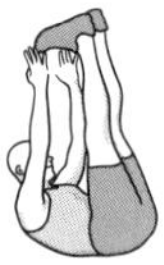

2

Klappmesser

1. In Rückenlage die Beine nach vorn und die Arme nach hinten strecken. Arme und Beine befinden sich knapp über dem Boden. Das Kinn zur Brust ziehen. Der Rumpf ist angespannt.
2. Arme und Beine gleichzeitig zur Körpermitte nach oben anheben, danach wieder kontrolliert bis kurz über den Boden absenken.

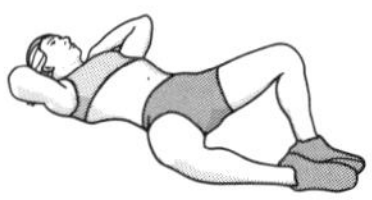

1

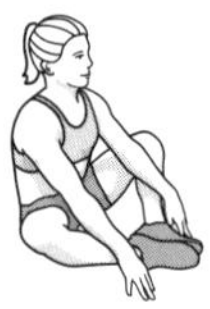

2

Tabata Sit-up

1. In Rückenlage die Füße heranstellen und die Knie nach außen absenken, sodass die Fußaußenkanten auf dem Boden aufliegen. Die Fingerspitzen an die Schläfen legen.
2. Den Oberkörper vom Boden abheben und mit ein bisschen Schwung aufrichten. Kurz mit den Fingerspitzen den Boden vor den Füßen berühren und kontrolliert absenken.

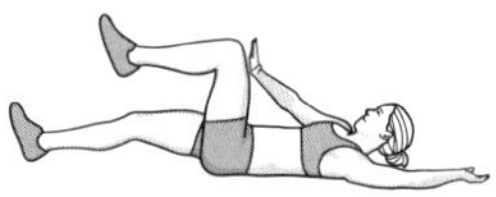

1

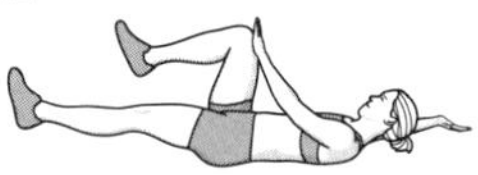

2

Käfer

1. In Rückenlage in Bein strecken, das andere angewinkelt nach oben nehmen. Auf der Seite des gestreckten Beins den Arm nach vorn strecken. Auf der anderen Seite den Arm über den Kopf strecken. Arme und Beine sind vom Boden angehoben. Das Kinn zur Brust ziehen.
2. In einer fließenden Bewegung gleichzeitig die Arm- und Beinstellung wechseln.

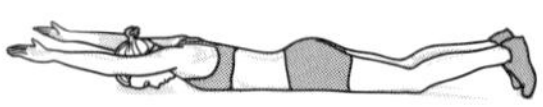

1

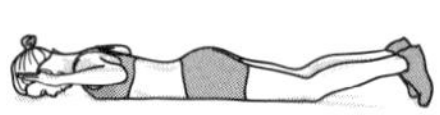

2

Schwimmer

1. In Bauchlage die Fußspitzen aufstellen und die Arme über Kopf strecken. Die Arme sowie der Kopf sind leicht angehoben. Die Handflächen zeigen nach unten.
2. Die Ellbogen beugen und die Arme eng am Körper nach hinten ziehen und wieder strecken. Der Blick bleibt während der gesamten Bewegungsausführung nach unten gerichtet.

Armheben aus der Bauchlage

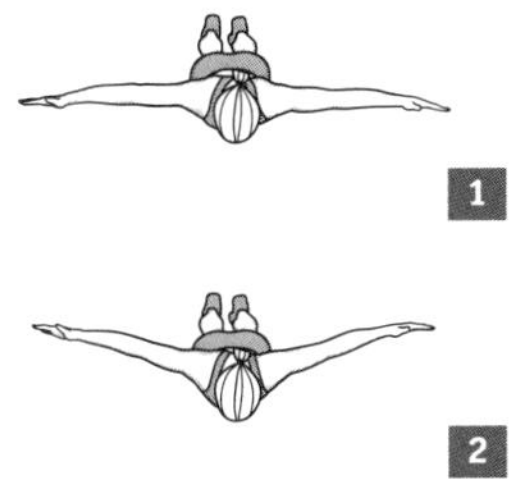

1. In Bauchlage die Fußspitzen aufstellen und die Arme zur Seite strecken. Die Arme sowie der Kopf sind leicht angehoben. Die Handflächen zeigen nach unten.
2. Die Arme nach oben anheben. Dabei die Schulterblätter im Rücken bewusst zueinander ziehen. Dann die Arme wieder bis kurz vor Bodenkontakt absenken.

Paddeln in Bauchlage

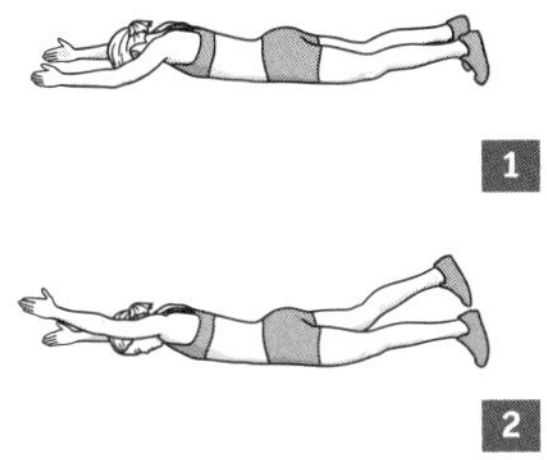

1. Eine Bauchlage mit über den Kopf gestreckten Armen einnehmen.
2. Abwechselnd den Arm und das gegenüberliegende Bein anheben. Während der kompletten Bewegungsausführung bleiben Arme und Beine vom Boden angehoben.

Übungen für den Unterkörper

Good Morning

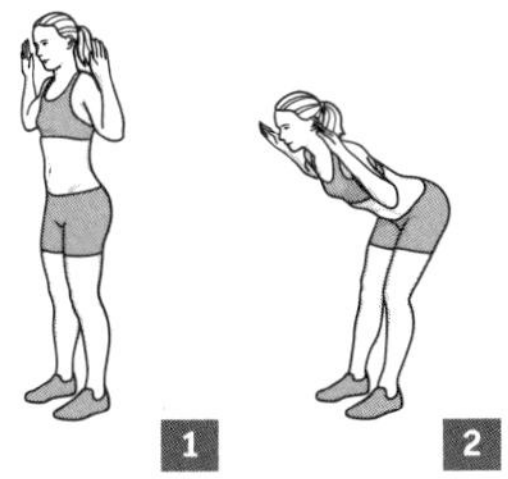

1. Im aufrechten, hüftbreiten Stand die Oberarme etwa um 45 Grad vom Oberkörper abspreizen, die Unterarme senkrecht nach oben anwinkeln. Der Rumpf ist angespannt.
2. Den Oberkörper aus der Hüfte nach vorn neigen, bis er etwa in der Waagrechten ist. Die Wirbelsäule behält ihre normale physiologische Krümmung bei. Danach wieder aufrichten.

Kniebeuge

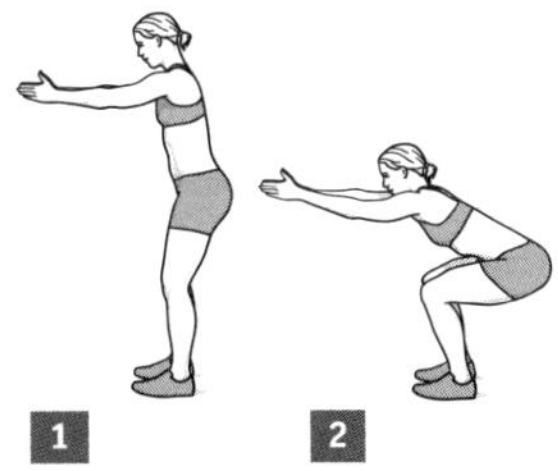

1. Einen schulterbreiten Stand einnehmen. Die Fußspitzen zeigen nach vorn.
2. Die Knie beugen und das Gesäß nach hinten unten schieben. Die Knie bleiben über dem Mittelfuß.

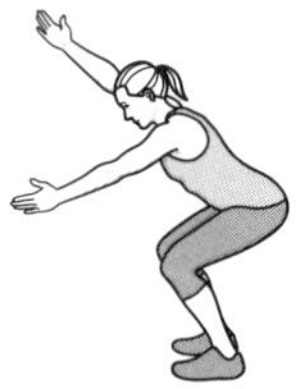

Armschere in der Kniebeugenposition

Eine Kniebeugenposition einnehmen. Die Fußspitzen zeigen nach vorn. Die Knie bleiben über dem Mittelfuß ausgerichtet. Der Rücken ist gestreckt. Abwechselnd den rechten und linken Arm nach oben in Verlängerung des Oberkörpers anheben. Die Daumen zeigen nach oben.

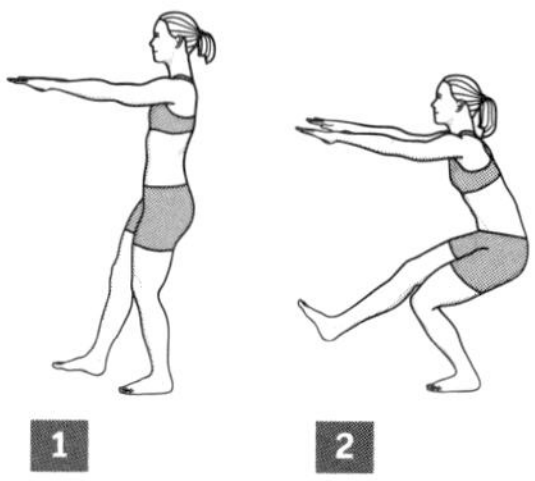

Einbeinige Kniebeuge

1. Einen aufrechten Stand einnehmen und ein Bein gestreckt etwas nach vorn anheben.
2. Knie und Hüfte des Standbeins gleichzeitig beugen und das Gesäß so weit wie möglich absenken. Das Bein der anderen Seite gestreckt in der Luft halten. Dann wieder in den Stand aufrichten. Das Knie des Standbeins befindet sich während der Bewegungsausführung maximal auf Höhe der Fußspitze oder dahinter.

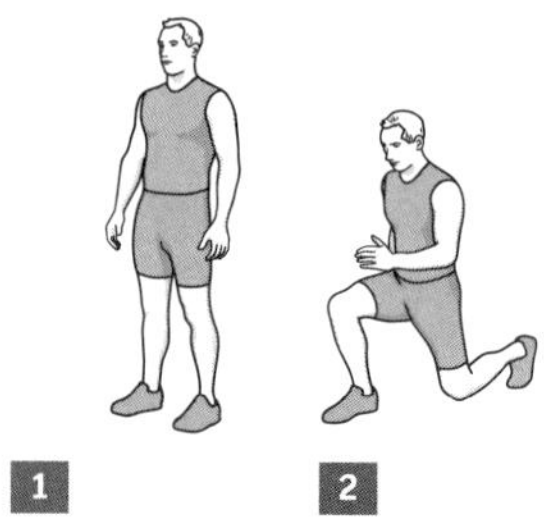

Ausfallschritt

1. Einen aufrechten Stand mit hüftbreit geöffneten Füßen einnehmen.
2. Einen Ausfallschritt nach vorn ausführen. Das hintere Knie bis kurz vor Bodenkontakt absenken. Das vordere Knie bleibt über dem Mittelfuß. Danach wieder in den Stand kommen. Im Wechsel ausführen. Die Arme gegengleich mitnehmen.

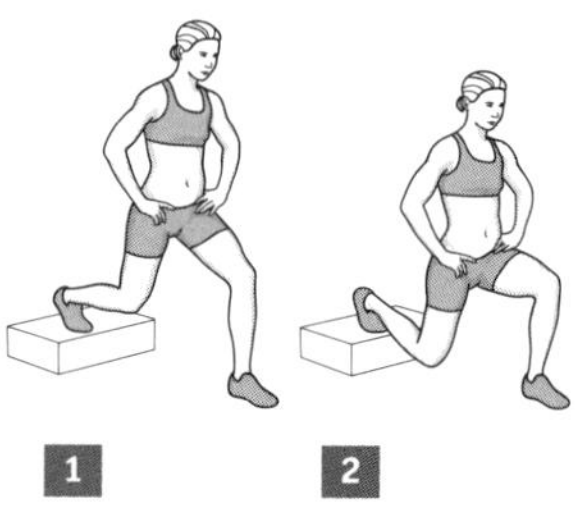

Erhöhter Ausfallschritt

1. Eine Schrittstellung einnehmen, bei dem die hintere Fußspitze auf einer Erhöhung abgestellt ist. Die Fußspitzen zeigen nach vorn. Die Hände an die Hüften legen.
2. Das hintere Knie bis kurz vor Bodenkontakt absenken. Das vordere Knie bleibt über dem Mittelfuß ausgerichtet. Danach wieder aufrichten.

Gleitender Ausfallschritt

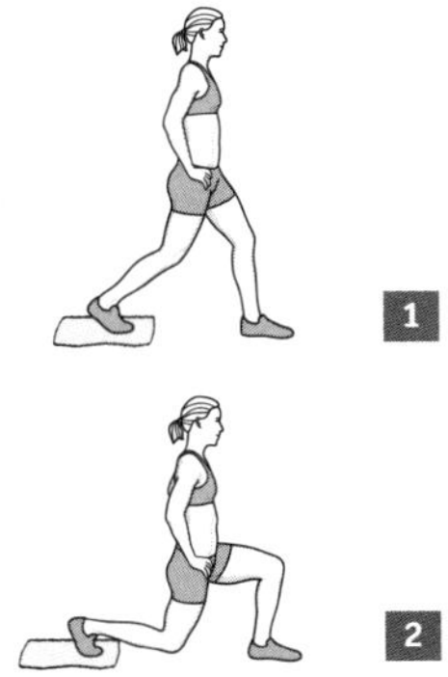

1. Eine Schrittstellung einnehmen. Dabei ist die Fußspitze des hinteren Fußes auf einem Handtuch abgestellt. Beide Fußspitzen zeigen nach vorn.
2. Das hintere Knie bis kurz vor Bodenkontakt absenken. Dabei gleitet der hintere Fuß weiter nach hinten. Das vordere Knie bleibt über dem Mittelfuß. Dann wieder in die Ausgangsposition ziehen.

Seitlicher Ausfallschritt

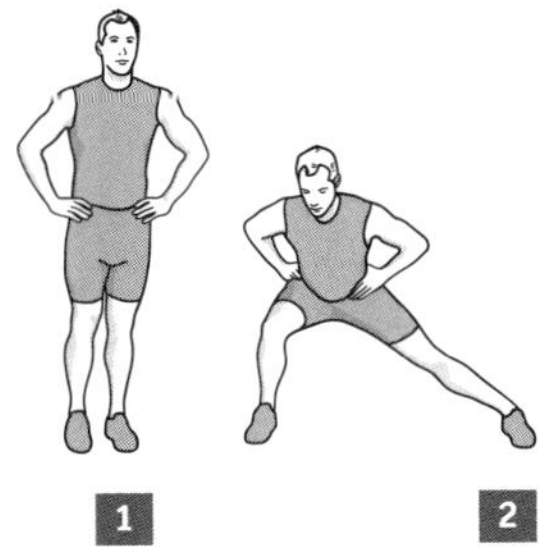

1. Einen aufrechten, hüftbreiten Stand einnehmen. Die Hände an die Hüften anlegen.
2. Einen großen Schritt zur Seite ausführen und das Knie beugen. Dabei das Gesäß nach hinten unten schieben. Dann in die Ausgangsposition zurückkehren.

Gleitender seitlicher Ausfallschritt

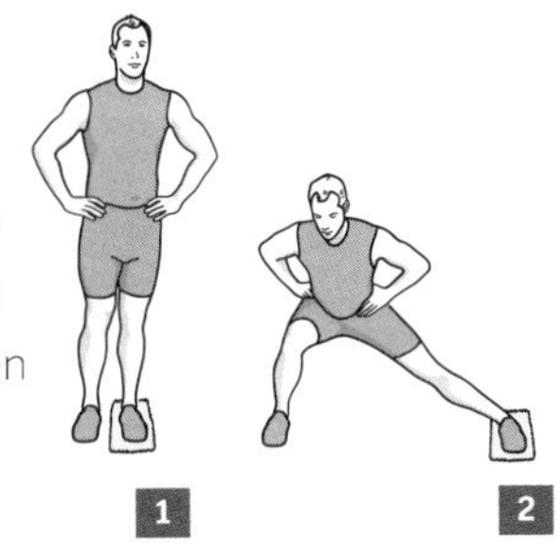

1. Im aufrechten, hüftbreiten Stand einen Fuß auf ein kleines Handtuch stellen.
2. Mit dem Fuß, welcher sich auf dem Handtuch befindet, zur Seite gleiten. Das Knie des Standbeines beugen und dadurch das Gesäß nach hinten und unten schieben. Der Rücken bleibt gestreckt. Danach wieder in die Ausgangsposition aufrichten.

Gleitender Beincurl

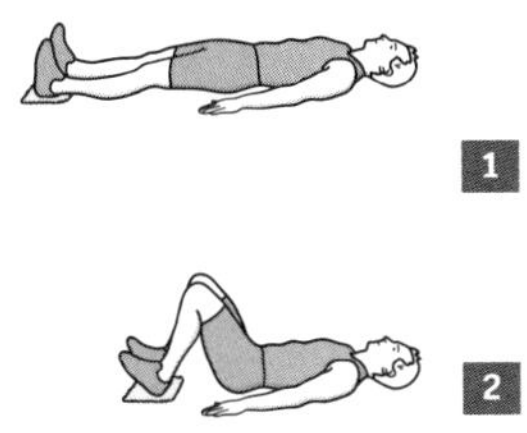

1. In Rückenlage die Arme mit den Handflächen nach unten neben dem Körper ablegen. Die Fersen sind auf einem Handtuch platziert. Durch Aktivierung der Gesäßmuskulatur das Becken vom Boden anheben.
2. Die Fersen auf dem Handtuch gleitend in Richtung Gesäß ziehen und dabei die Beine beugen, dann wieder strecken. Das Becken bleibt angehoben.

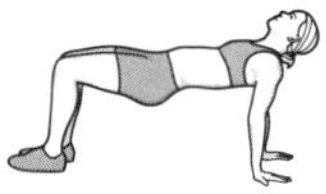

1

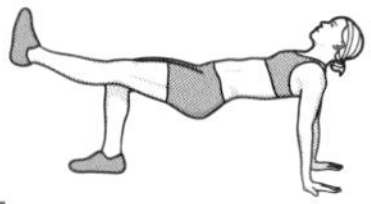

2

Brücke mit wechselndem Beinstrecken

1. Im Sitz die Füße aufstellen und die Hände hinter dem Gesäß aufsetzen, sodass die Fingerspitzen nach hinten zeigen. Das Becken so weit anheben, bis Oberkörper und Oberschenkel eine Linie bilden. Die Knie befinden sich im rechten Winkel, die Hände unter den Schultern.
2. Abwechselnd das rechte und linke Bein strecken und jeweils für 2 bis 3 Sekunden halten.

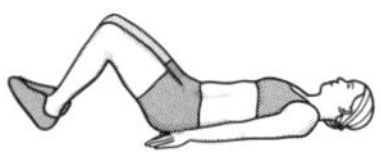

1

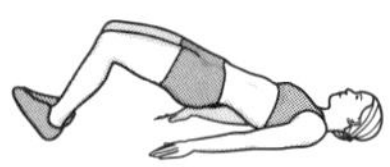

2

Beckenheben

1. Eine Rückenlage mit aufgestellten Füßen einnehmen. Die Arme seitlich ablegen.
2. Das Becken durch die Kraft der Gesäßmuskeln so weit wie möglich nach oben schieben. Dann bis kurz vor Bodenkontakt wieder absenken.

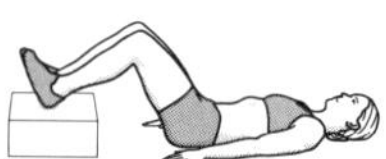

1

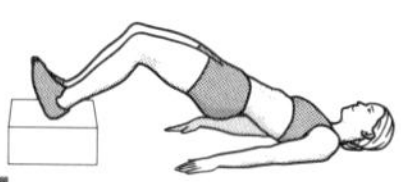

2

Erhöhtes Beckenheben

1. In Rückenlage die aufgestellten Fersen auf einer Erhöhung platzieren. Die Knie befinden sich im rechten Winkel. Die Arme seitlich ablegen.
2. Das Becken durch die Kraft der Gesäßmuskulatur so weit wie möglich nach oben schieben. Dann bis kurz vor Bodenkontakt wieder absenken.

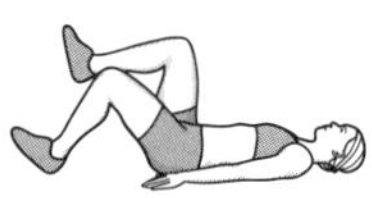

1

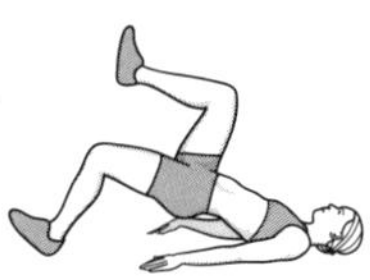

2

Einbeiniges Beckenheben

1. In Rückenlage die Ferse eines Fußes aufstellen, sodass sich das Knie im rechten Winkel befindet. Das gegenüberliegende Bein rechtwinklig nach oben nehmen.
2. Das Becken so weit wie möglich nach oben schieben. Danach bis kurz vor Bodenkontakt wieder absenken.

Beckenlift

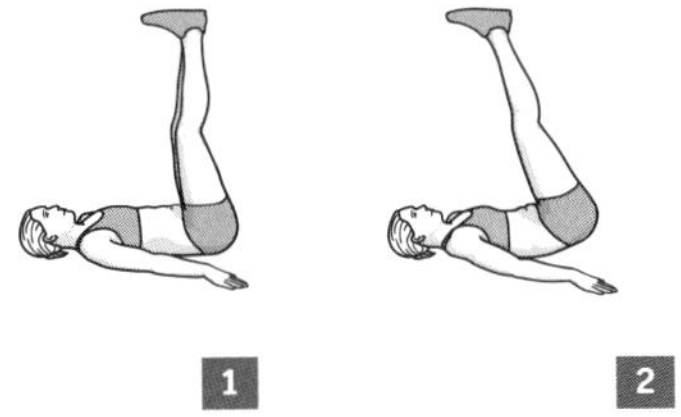

1. Eine Rückenlage einnehmen. Die Arme mit den Handflächen nach unten neben dem Körper ablegen. Beide Beine senkrecht nach oben strecken.
2. Aus der Kraft der unteren Bauchmuskulatur das Becken vom Boden anheben und absenken, ohne es abzulegen.

Ausdauerübungen

Seilspringen

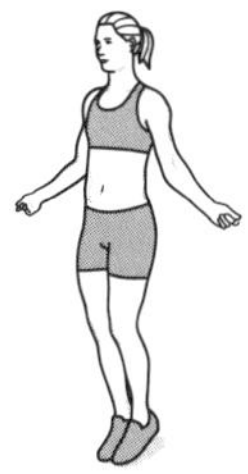

Einen aufrechten, hüftbreiten Stand einnehmen. Die zu zwei Fäusten geballten Hände etwas zur Seite vom Körper weghalten. Die Bewegung des Seilspringens nachahmen. Kleine Sprünge ausführen. Mit den Armen synchron zum Springen Schwung nehmen.

Scherensprung

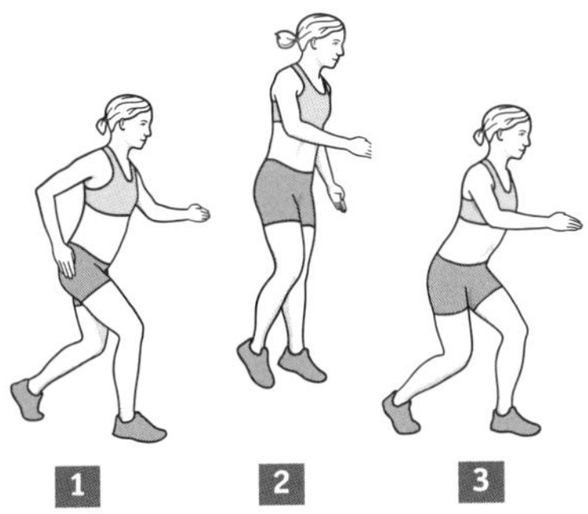

1. Einen Ausfallschritt einnehmen. Die hintere Ferse ist angehoben. Die Knie sind leicht gebeugt.
2. Mit einem Sprung nach oben die Position der Füße wechseln.
3. Dann wieder in der Ausgangsposition. Die Arme gegengleich mitnehmen.

Hohe Wechselsprünge auf der Stelle

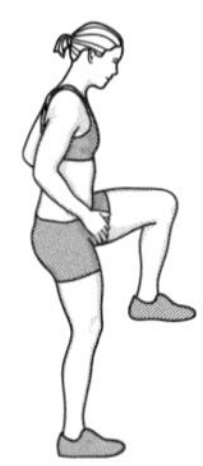

Im hüftbreiten Stand ein Knie so hoch wie möglich anheben. Den Arm auf der gleichen Seite zurückführen. Den gegenüberliegenden Arm nach vorn führen und mit dem Standbein explosiv vom Boden abdrücken. Die Knie im Wechsel explosiv nach oben führen und die Arme gegengleich mitnehmen.

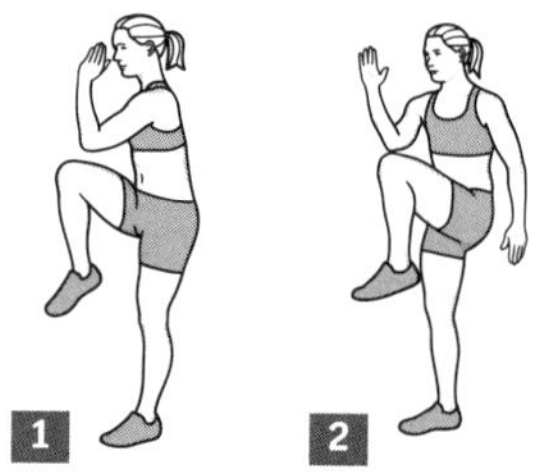

Hohe Wechselsprünge mit Überkreuzen

1. Im hüftbreiten Stand die Arme neben dem Körper anwinkeln. Ein Knie so hoch wie möglich anheben. Den Arm auf der gleichen Seite zurückführen. Ellbogen und Knie vor dem Rumpf zusammenführen. Mit dem Standbein explosiv vom Boden abdrücken.
2. Im Wechsel die Knie und gegenüberliegender Ellbogen zusammenführen. Zwischen dem Seitenwechsel erfolgt ein kleiner Zwischensprung.

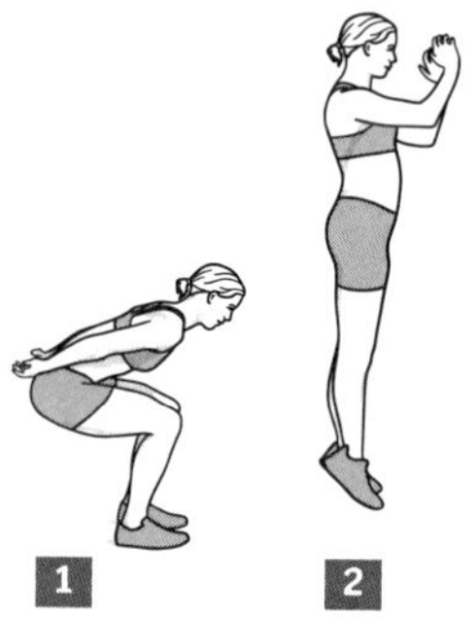

Kniebeugensprung

1. Im aufrechten, hüftbreiten eine Kniebeuge ausführen.
2. Explosiv nach oben springen und wieder in der Kniebeuge landen. Das Gesäß dabei weit nach hinten schieben. Der Rücken bleibt gestreckt.

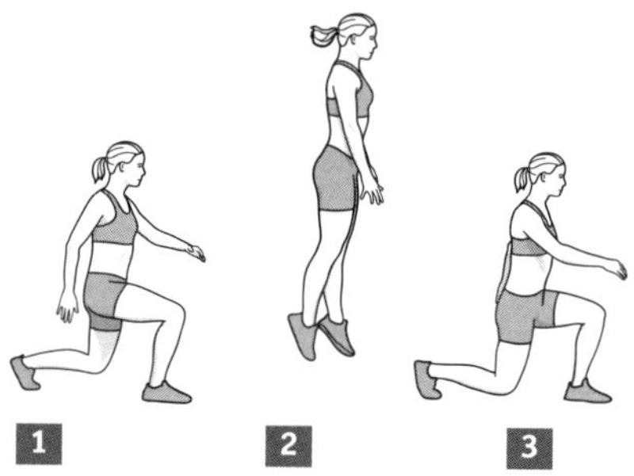

Ausfallschrittsprung

1. Einen Ausfallschritt einnehmen, bei dem sich das hintere Knie knapp über dem Boden befindet. Beide Fußspitzen zeigen nach vorn. Die hintere Ferse ist angehoben.
2. Mit einem Sprung nach oben die Position der Füße wechseln.
3. Dann wieder im tiefen Ausfallschritt landen. Das Ganze im Wechsel ausführen.

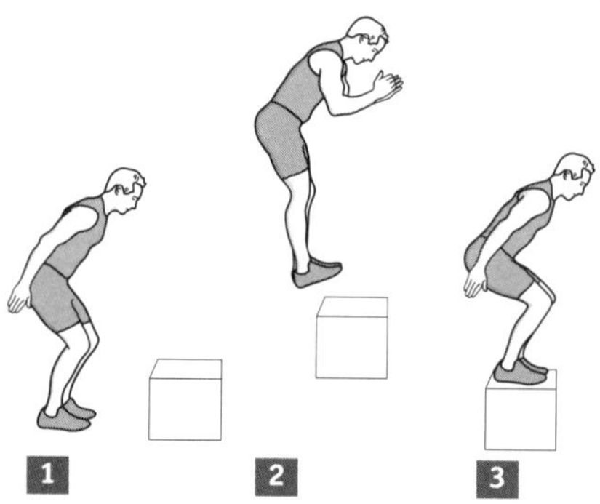

Boxsprung

1. Vor einer stabilen Box mit etwas Abstand schulterbreit aufstellen Die Knie leicht beugen.
2. Die Arme explosiv nach oben führen und mit Schwung auf die Box springen.
3. Die Arme wieder nach hinten führen und auf den Boden springen. Sofort zum nächsten Sprung ansetzen.

Burpee

1. Einen aufrechten, hüftbreiten Stand einnehmen.
2. In die Hocke gehen, dabei das Gesäß nach hinten und unten schieben. Die Hände schulterbreit auf dem Boden aufsetzen.
3. Mit einem Sprung die Füße nach hinten setzen und eine Stützposition einnehmen.
4. Einen Liegestütz ausführen, indem die Ellbogen gebeugt werden und der Körper möglichst tief abgesenkt wird. Danach wieder nach oben drücken.
5. Mit den Füßen nach vorn in die Hocke zurückspringen.
6. In den hüftbreiten Stand aufrichten.
7. Mit einem Strecksprung explosiv nach oben springen und im hüftbreiten Stand landen.

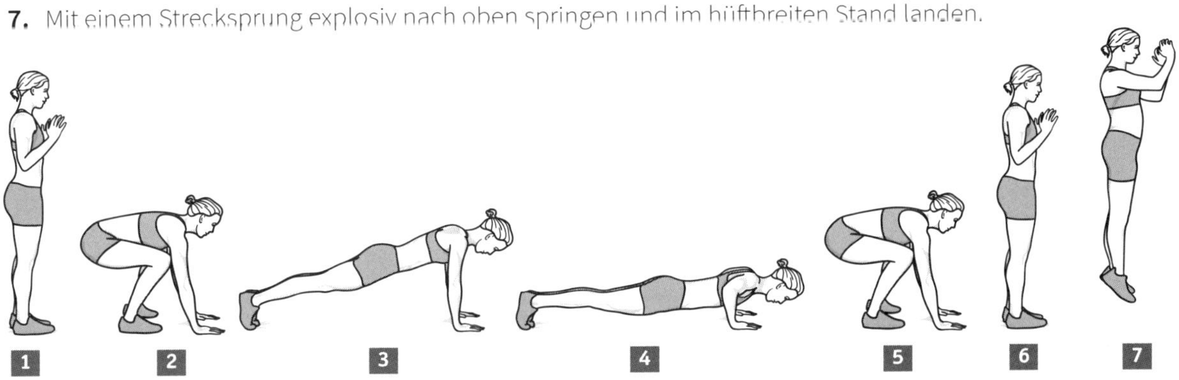

Bergsteiger

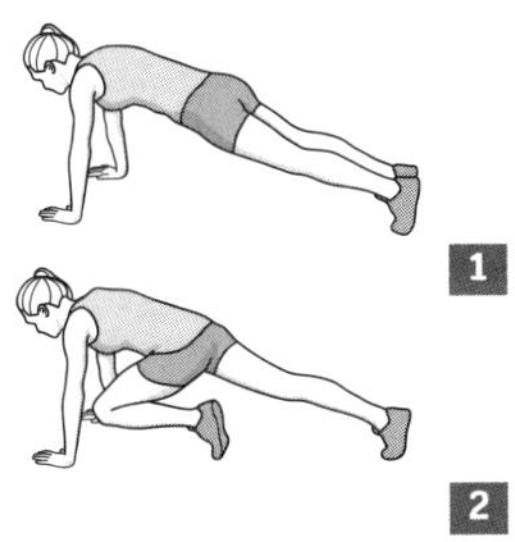

1. Eine Stützposition einnehmen. Die Hände befinden sich dabei direkt unter den Schultern. Sprung-, Knie-, Hüft- und Schultergelenke sind in einer Linie.
2. Im Wechsel das rechte und linke Knie in Richtung Brustkorb ziehen.

Gleitender Bergsteiger

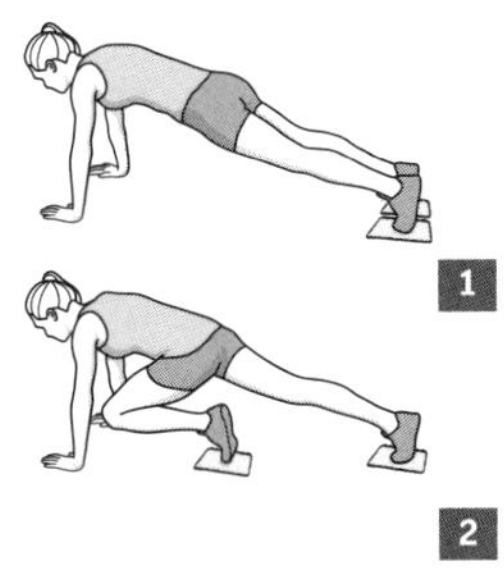

1. Eine Stützposition mit schulterbreit geöffneten Händen und hüftbreit geöffneten Füßen einnehmen. Beide Füße jeweils auf ein kleines Handtuch stellen. Rumpf und Gesäß sind auf Spannung und der Körper in einer Linie.
2. Im dynamischen Wechsel rechtes und linkes Knie in Richtung Brustkorb ziehen.

Beweglichkeits- und Yogaübungen

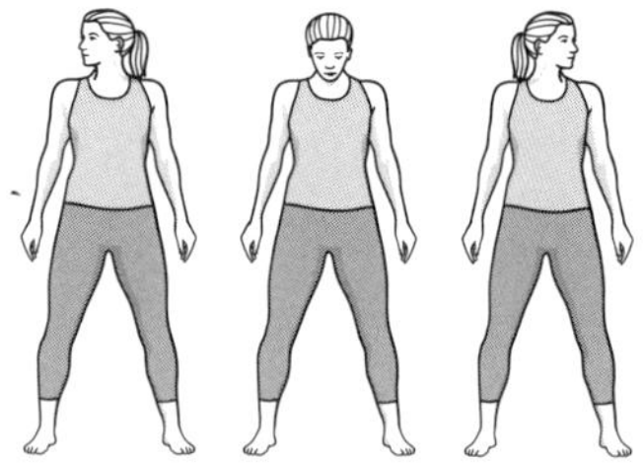

1 2 3

Kopfkreisen

1. Im aufrechten, hüftbreiten Stand die Wirbelsäule lang machen. Das Brustbein nach vorn oben heben und die Schulterblätter nach hinten unten bewegen. Den Kopf zur rechten Seite drehen und über die rechte Schulter blicken.
2. Mit dem Kinn einen Halbkreis über unten zur linken Seite beschreiben.
3. Blick über die linke Schulter. Von dort über unten wieder zur rechten Seite kommen.

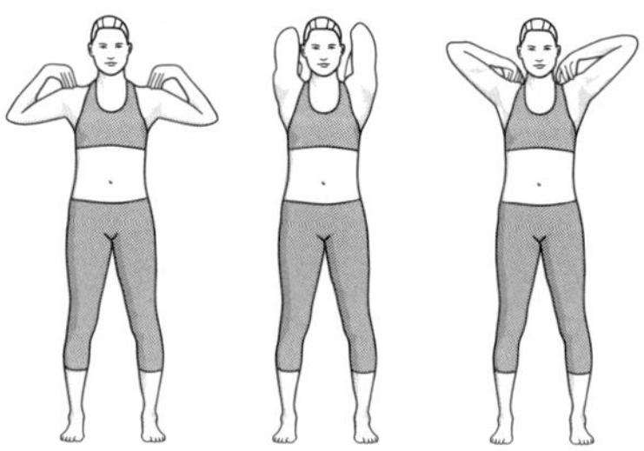

1 2 3

Schulterkreisen

1. Im aufrechten, hüftbreiten Stand das Brustbein nach vorn oben heben. Die Fingerspitzen auf die Schulter aufstellen. Die Ellbogen nach außen öffnen.
2. Die Ellbogen vor dem Brustbein zusammenziehen und nach vorn oben anheben. Die Ellbogen beim Anheben solange es geht geschlossen halten.
3. Die Ellbogen oben öffnen und in einer großen Kreisbewegung nach unten absenken.

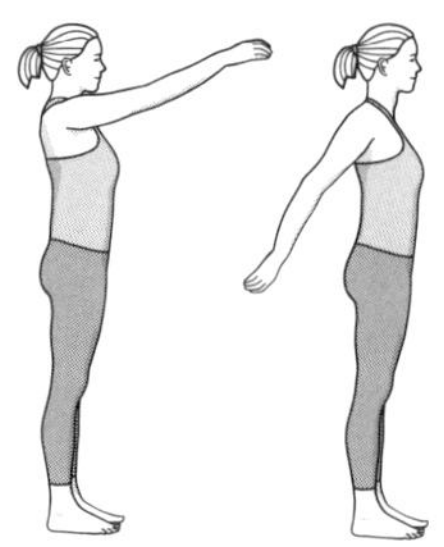

1 2

Einseitiges Armschwingen

1. Im aufrechten, schulterbreiten Stand mit leicht gebeugten Knien beginnen. Die Wirbelsäule aufrichten. Den rechten Arm nach vorne bis auf Schulterhöhe anheben.
2. Den Arm locker seitlich am Körper vorbei nach hinten und wieder nach vorn schwingen. Die Bewegung wiederholen, sodass der Arm ins Pendeln kommt. Die Pendelbewegung nach und nach vergrößern. Die Beine locker und elastisch mitbewegen.

Versetztes Armkreisen

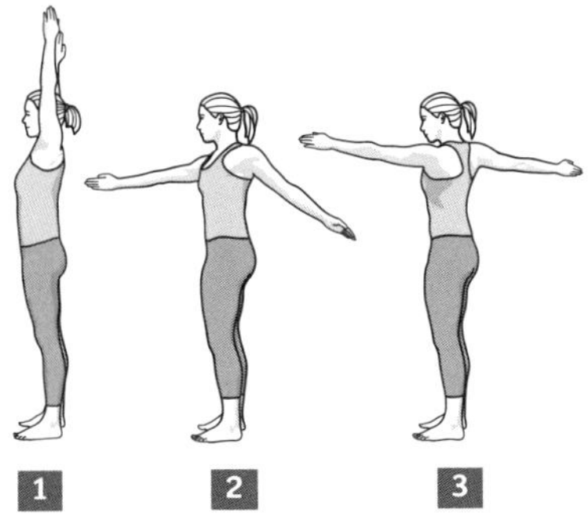

1. Im aufrechten, hüftbreiten Stand die Arme seitlich der Ohren nach oben ausstrecken.
2. Mit dem linken Arm nach hinten kreisen. Der rechte Arm kreist gleichzeitig nach vorne. Unten treffen sich beide an der Körperaußenseite wieder.
3. Entgegengesetzt beide Arme weiterkreisen. Nach der angegebenen Wiederholungszahl die Richtung wechseln.

Beinschwingen

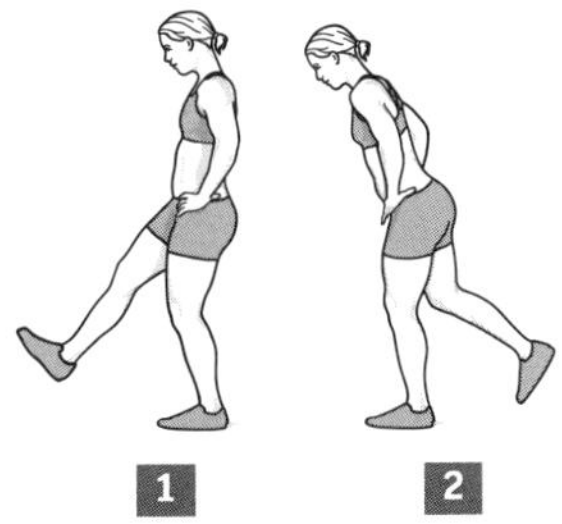

1. In einem aufrechten, hüftbreiten Stand die Hände in die Hüfte stützen oder zum Ausbalancieren die Arme zur Seite strecken. Das rechte Bein nach vorn anheben.
2. Das Bein unter der Hüfte nach hinten und vorn schwingen lassen. Das Standbein und der Oberkörper bleiben gestreckt und stabil. Den Schwungradius mit jeder Wiederholung vergrößern.

Fußkreisen

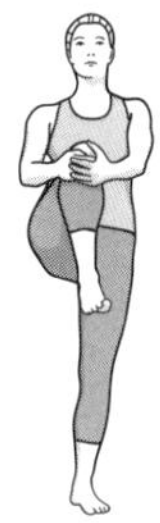

Im aufrechten Stand das Gewicht auf den linken Fuß verlagern. Den rechten Fuß vom Boden lösen. Den Unterschenkel unterhalb des Knies greifen und zum Oberkörper heranziehen. Mit dem rechten Fuß Kreise beschreiben. Die Wirbelsäule ist aufrecht und stabil.

Seitliches Strecken mit Wippen

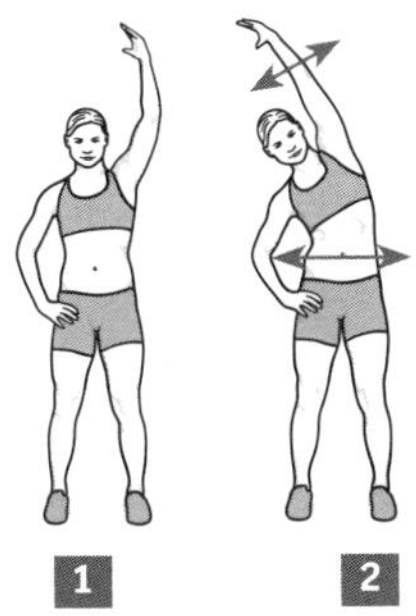

1. Im hüftbreiten, aufrechten Stand die Wirbelsäule aufrichten und das Gewicht auf beiden Füßen gleichmäßig verteilen. Den linken Arm nach oben strecken
2. Die linke Seite aktiv strecken und den Oberkörper nach rechts neigen. Mehr Gewicht auf den linken Fuß bringen. Mit dem Oberkörper leicht in die rechte Seite wippen.

ÜBUNGEN FÜR DEN OBERKÖRPER
ÜBUNGEN FÜR DEN UNTERKÖRPER
AUSDAUERÜBUNGEN
BEWEGLICHKEITS- UND YOGAÜBUNGEN

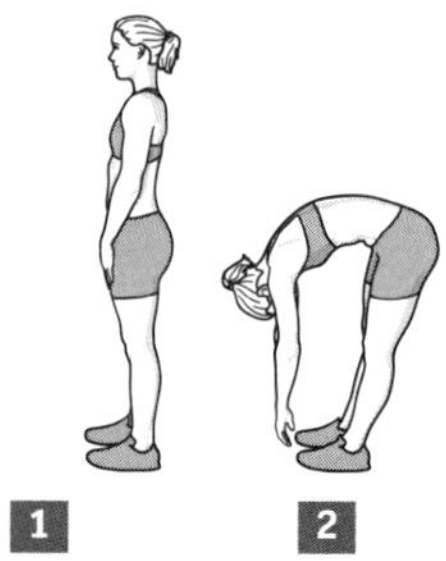

Stehende Vorbeuge

1. Im aufrechten, hüftbreiten Stand die Wirbelsäule lang machen. Das Brustbein heben und die Schulterblätter nach hinten unten bewegen. Den Kopf mittig ausbalancieren.
2. Das Kinn zum Brustbein ziehen und den Oberkörper Wirbel für Wirbel langsam nach unten abrollen, bis die Fingerspitzen an den Fußspitzen ankommen. Die Beine bleiben gestreckt. Den Nacken entspannen.

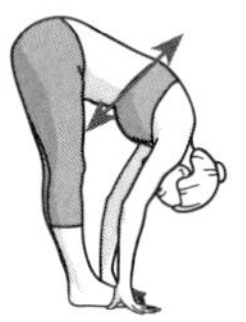

Wippende Vorbeuge

Im aufrechten, hüftbreiten Stand das Kinn zum Brustbein nach unten ziehen und den Oberkörper Wirbel für Wirbel nach unten abrollen. Den Oberkörper entspannt nach unten hängen lassen. Mit kleinen, federnden Bewegungen den Oberkörper zu den Beinen wippen. Beim Federn mal mehr über das rechte Bein und mal mehr über das linke Bein kommen.

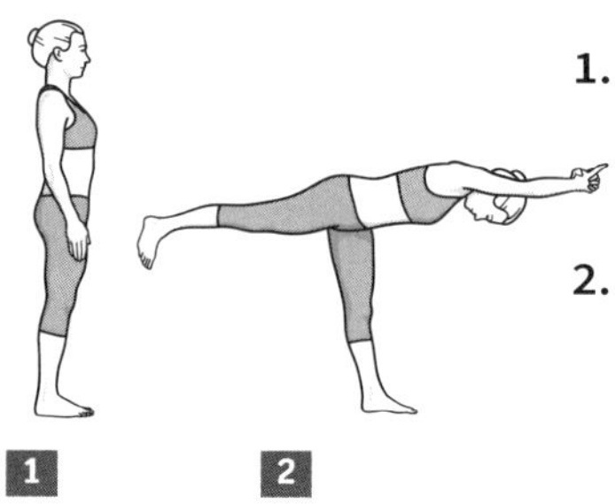

Standwaage

1. Im aufrechten, hüftbreiten Stand die Wirbelsäule lang machen. Das Brustbein heben und die Schulterblätter nach hinten unten bewegen. Den Kopf mittig ausbalancieren.
2. Das rechte Bein gestreckt nach hinten oben anheben. Den gestreckten Oberkörper aus der Hüfte nach vorn neigen. Das Bein und der Oberkörper stehen parallel zum Boden und bilden eine gerade Linie. Die Arme über die Seite nach vorn neben die Ohren führen.

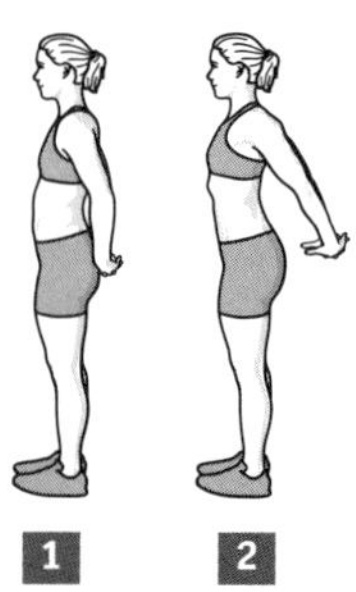

Brustmuskeldehnung

1. Im aufrechten, hüftbreiten Stand die Hände hinter dem Rücken greifen. Die Finger ineinander verzahnen. Die Schulterblätter nach hinten und unten zusammenziehen.
2. Die Arme nach hinten ausstrecken und nach oben anheben. Das Brustbein dabei nach vorn oben anheben. Das Gesäß anspannen, um das Becken in einer stabilen Position zu halten.

Schulterspirale

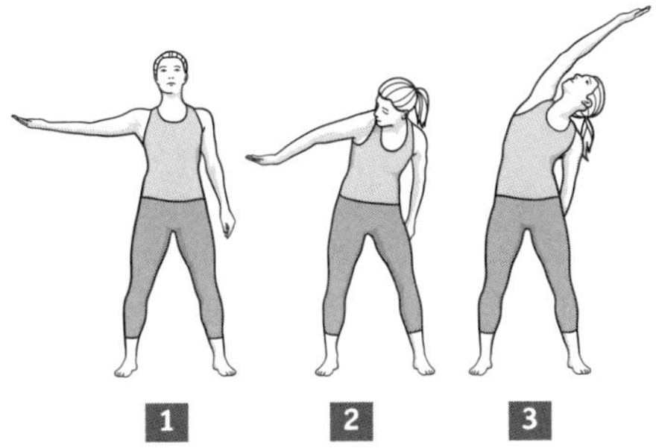

1. Im aufrechten Stand die Knie leicht beugen. Die Wirbelsäule lang machen. Den rechten Arm ausgestreckt auf Schulterhöhe heben. Die Handfläche nach oben drehen.
2. Den rechten Unterarm über vorn nach innen eindrehen. Die Schulter dreht dabei nach innen ein. Den Oberkörper mit nach vorn bewegen. Der Unterarm beschreibt einen ganzen Kreis, bis sich die Schulter in der größtmöglichen Einwärtsdrehung befindet.
3. In einem zweiten Kreis den Arm über vorn nach oben führen. Der rechte Arm zieht am Ohr vorbei und öffnet über dem Kopf in die Auswärtsdrehung. In der Ausgangsposition enden.

Oberkörperpendeln in der Grätsche

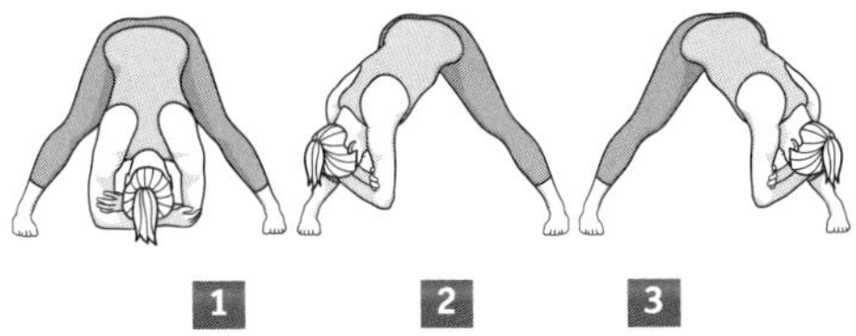

1. Die Beine mehr als schulterbreit grätschen. Den Oberkörper mit gestrecktem Rücken nach vorn neigen. Mit den Händen die Ellbogen greifen. Den Oberkörper entspannt hängen lassen.
2. Mit dem rechten Ellbogen zum rechten Schienbein kommen.
3. Mit dem linken Ellbogen zum linken Schienbein kommen. Dann wieder nach rechts pendeln. Der Oberkörper bleibt dabei entspannt – vor allem Kopf und Nacken.

Hocke mit Rotation

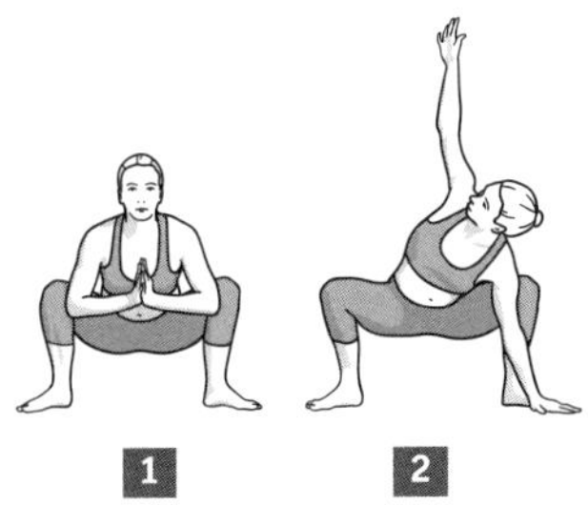

1. Im aufrechten Stand die Füße weiter als schulterbreit öffnen und um etwa 45 Grad nach außen drehen. Die Knie beugen und das Gesäß in Richtung Boden absenken.
2. Die linke Hand an der Innenseite des linken Fußes aufstellen und den rechten Arm diagonal nach rechts oben öffnen. Der gesamte Oberkörper dreht sich nach rechts mit. Anschließend die Bewegung mit dem linken Arm zur linken Seite ausführen.

Beugen und Strecken

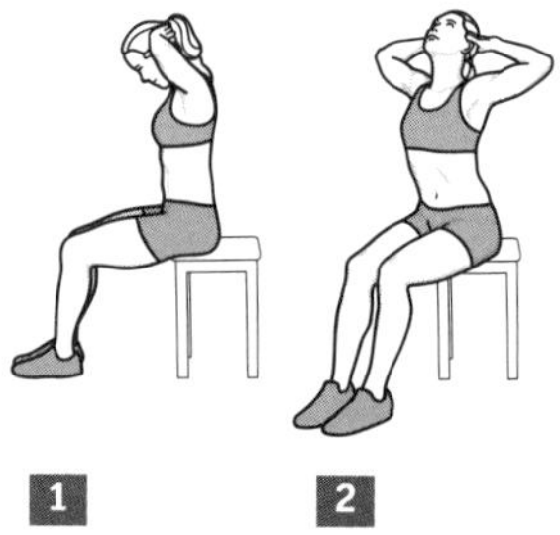

1. Mit dem Gesäß an die vordere Stuhlkante kommen. Die Füße schulterbreit aufstellen. Mit den Händen an den Hinterkopf greifen. Die Ellbogen zeigen nach außen. Den Oberkörper nach vorn einrollen. Die Ellbogen ziehen dabei nach vorn zusammen.
2. Den Oberkörper aufrichten. Das Brustbein nach vorn oben anheben. Die Ellenbogen ziehen nach außen.

Schulterdehnung am Tisch

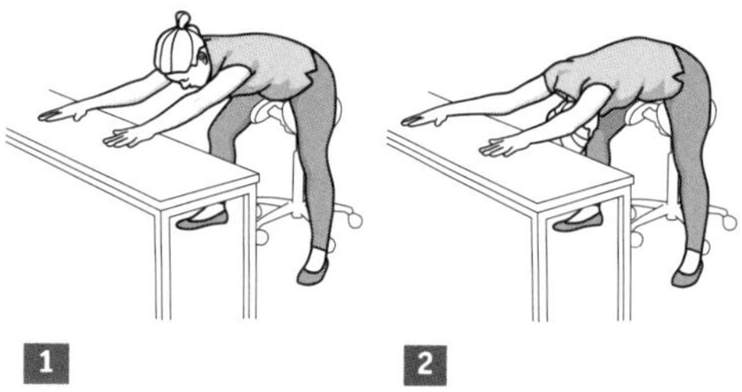

1. Frontal mit etwas Abstand zur langen Tischkante platzieren. Die Hände weiter als schulterbreit auf der Tischplatte auflegen. Den Stuhl so weit nach hinten rücken, dass die Arme und der Rücken lang gestreckt sind.
2. Den Oberkörper zwischen den Armen nach unten absenken. Der Nacken bleibt entspannt. Die Dehnung der Schulterpartie und die Länge im Rücken spüren.

Oberkörperrotation

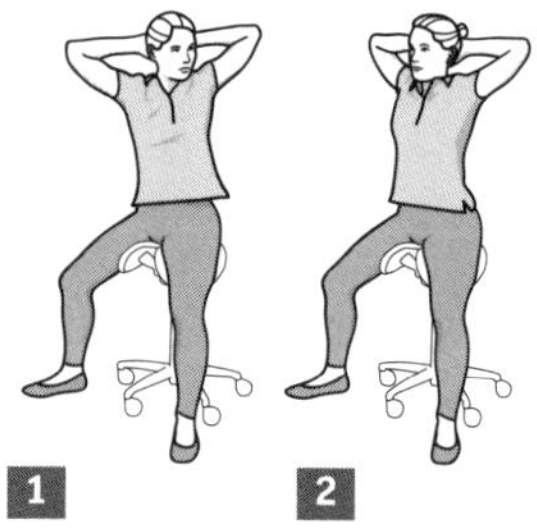

1. Im aufrechten Sitz die Füße mehr als hüftbreit geöffnet aufstellen. Mit dem Gesäß an die vordere Stuhlkante kommen. Die Füße schulterbreit aufstellen. Die Wirbelsäule strecken. Mit den Händen an den Hinterkopf greifen. Die Ellbogen zeigen nach außen. Den Oberkörper zur linken Seite drehen. Der Blick geht nach links hinten.
2. In die Mitte zurückdrehen. Die Wirbelsäule bewusst aufrichten. Anschließend zur anderen Seite drehen.

Rekeln

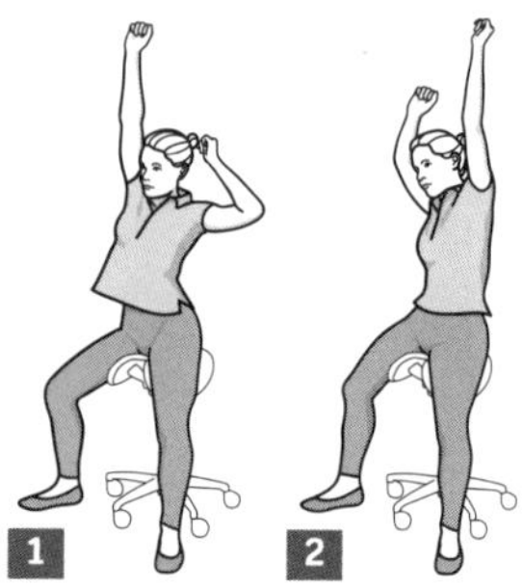

1. Mit dem Gesäß an die vordere Stuhlkante kommen und die Füße mehr als hüftbreit geöffnet aufstellen. Die Wirbelsäule in die Länge strecken. Den rechten Arm anheben und so weit wie möglich nach oben ausstrecken.
2. Den linken Arm nach oben strecken, dabei den rechten Arm etwas sinken lassen. Im Wechsel die rechte und die linke Seite in die Länge aufspannen.

Wirbelsäulenmobilisation

1. Einen aufrechten Schneidersitz einnehmen, die Hände umgreifen die Knie.
2. Den Rücken nach hinten runden und die gesamte Wirbelsäule vom Kopf bis zum Becken einrollen. Die Schultern weg von den Ohren nach unten ziehen.
3. Die Wirbelsäule aufrichten. Das Becken nach vorn kippen und das Brustbein nach vorn oben schieben, den Blick dabei nach oben richten.

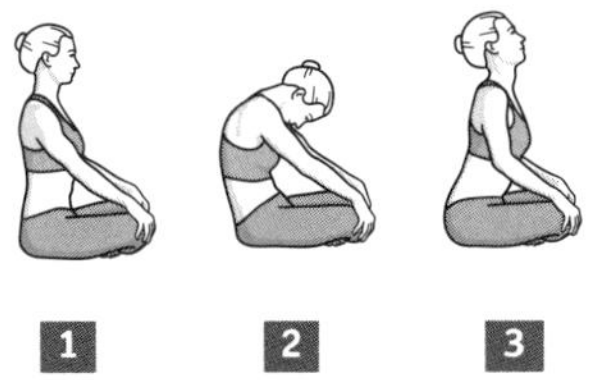

Drehsitz

1. Im aufrechten Sitz das linke Bein nach vorn ausstrecken. Das rechte Bein aufstellen, sodass der rechte Fuß auf der Höhe des linken Knies steht.
2. Das rechte Bein mit dem linken Arm umschlingen. Den rechten Arm nach oben strecken, um die Wirbelsäule aufzurichten.
3. Den Oberkörper zur rechten Seite drehen. Mit der rechten Hand abstützen. Der Blick geht über die rechte Schulter.

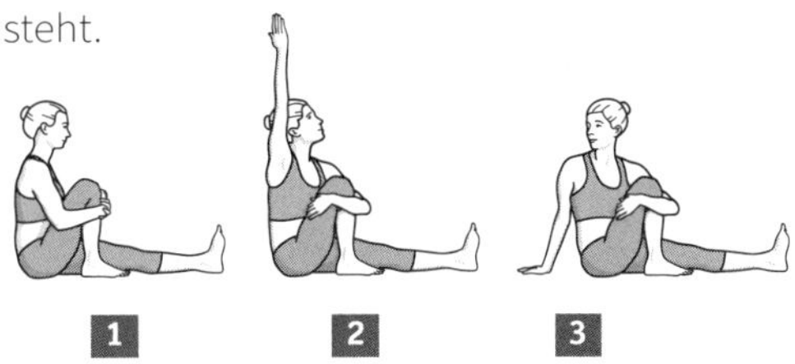

Schwingender Schneidersitz

1. Mit dem Einatmen im aufrechten Schneidersitz die Arme über die Seite nach oben anheben. Die Arme sind schulterbreit geöffnet und die Schultern ziehen weg von den Ohren nach unten.
2. Den Oberkörper nach rechts neigen. Mit der rechten Hand abstützen und den linken Arm weit nach rechts oben strecken. Dabei ausatmen. Den Bewegungsablauf anschließend zur anderen Seite wiederholen. Einatmend die Arme nach oben bringen und den Rumpf mit dem Ausatmen nach links neigen.

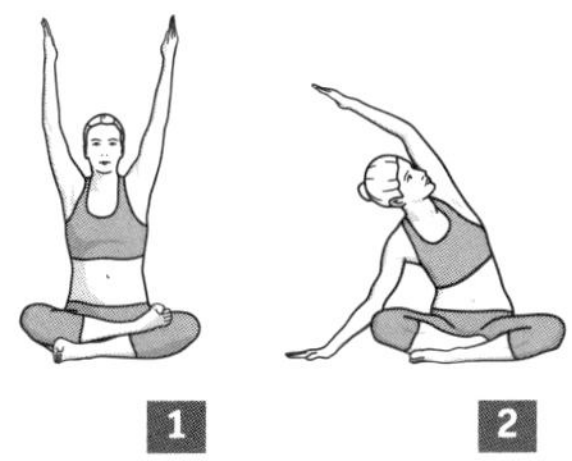

Kuhgesicht

1. Einatmend im aufrechten Schneidersitz die Arme nach oben anheben. Die Arme sind schulterbreit geöffnet und die Schultern ziehen weg von den Ohren nach unten.
2. Ausatmend den linken Arm nach unten führen und hinter dem Rücken von unten nach oben greifen. Den rechten Arm anwinkeln und die Linke greifen.

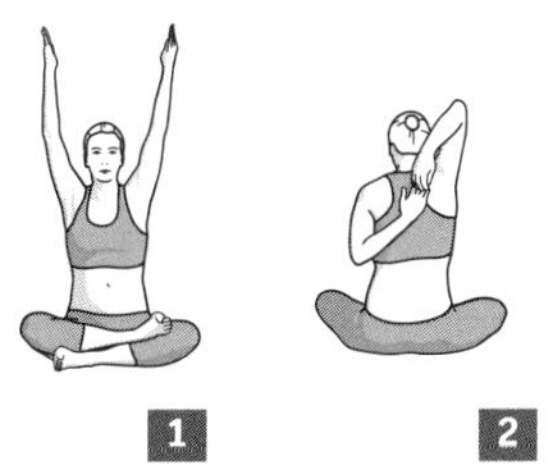

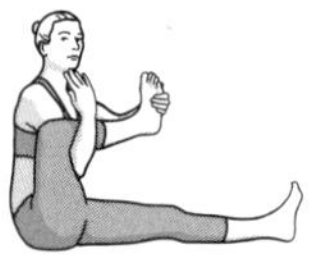

Hüftwiegen

Im aufrechten Sitz das rechte Bein beugen und zum Oberkörper heranziehen. Das rechte Knie in die rechte Ellenbeuge legen und den rechten Fuß mit der linken Hand umgreifen oder den Fuß in die linke Ellenbeuge legen. Das Bein sanft nach rechts und links wiegen.

---

1 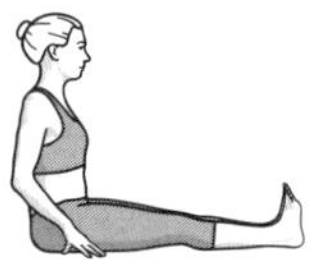

2 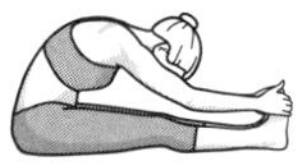

Sitzende Vorbeuge

1. Im aufrechten Sitz mit nach vorn gestreckten Beinen beginnen. Die Fersen nach vorn drücken und die Zehen heranziehen. Der Scheitel schiebt sich nach oben.
2. Den Oberkörper aus der Hüfte nach vorn neigen. Mit den Händen die Füße oder Sprunggelenke umgreifen. Nun den Rumpf sanft nach unten ziehen.

---

1 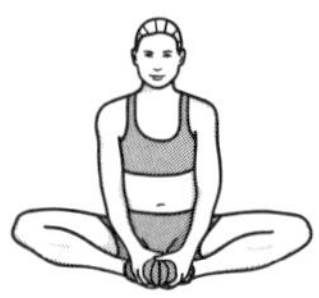

2 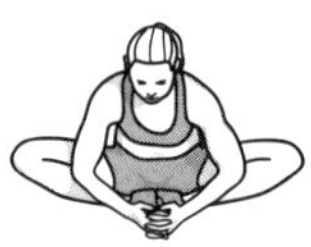

Schneidersitz mit Vorbeuge

1. In einem aufrechten Sitz die Füße vorn aneinanderlegen, mit beiden Händen greifen und die Wirbelsäule aufrichten. Die Hüfte entspannen, damit die Knie nach außen und unten fallen.
2. Den Oberkörper aus der Hüfte nach vorn neigen. Die Schultern bleiben entspannt. Der Kopf hängt locker nach unten. Den Oberkörper sanft nach vorn ziehen.

---

1 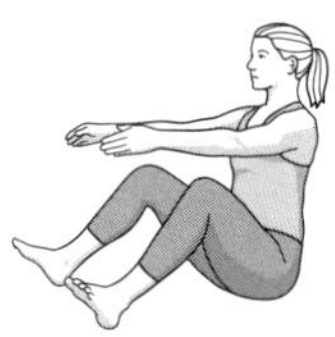

2 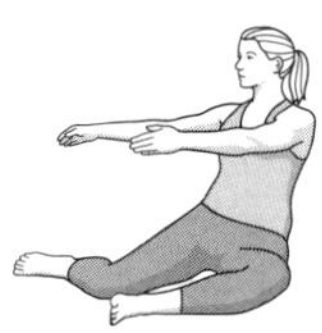

Hüftmobilisation aus dem Hürdensitz

1. Im Sitz die Beine anwinkeln. Die Fersen schulterbreit zum Gesäß heranstellen. Die Wirbelsäule aufrichten. Das Brustbein nach oben heben. Die Schulterblätter nach hinten und aktiv zueinander ziehen. Die Arme nach vorn ausstrecken.
2. Beide Knie nach links drehen. Das linke Knie zum Boden bringen. Die Knie über die Mitte zur anderen Seite absenken und im Wechsel ausführen.

Herabschauender Hund mit Oberkörperfedern

1. Im Vierfüßlerstand die Zehen hinten aufstellen.
2. Die Knie von der Matte lösen und das Gesäß weit nach hinten und oben anheben, sodass Oberkörper und Beine ein umgedrehtes V bilden. Die Knie sind leicht gebeugt. Den Rücken lang strecken und das Brustbein in Richtung Knie schieben. Mit kleinen Bewegungen den Oberkörper nach hinten in Richtung der Beine federn.

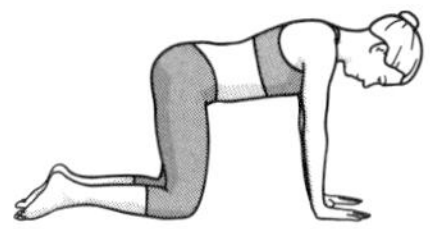

1

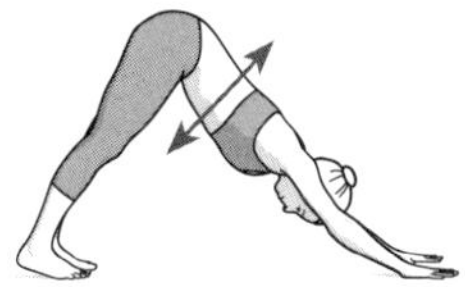

2

Gehender Hund

1. Im Vierfüßlerstand die Zehen hinten aufstellen. Das Gesäß weit nach hinten und oben anheben, sodass Oberkörper und Beine ein umgedrehtes V bilden. Die Fersen schieben nach unten und außen. Die Beine strecken und die Sitzbeine nach oben und außen schieben. Den Rücken lang strecken und das Brustbein in Richtung Knie schieben.
2. Die Beine im Wechsel beugen und strecken und Fersen in die Matte schieben.

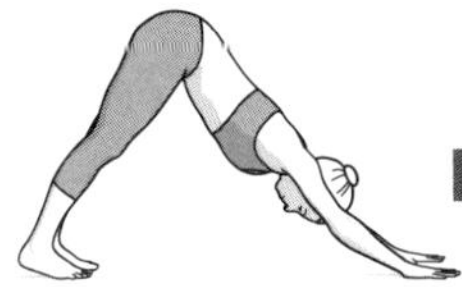

1

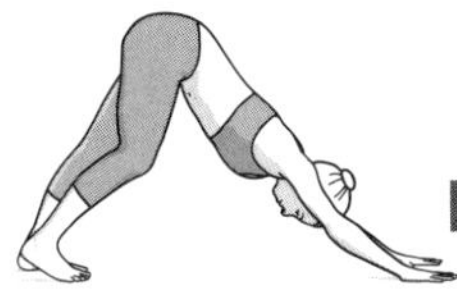

2

Dreibeiniger Hund

1. Im Herabschauenden Hund beginnen (siehe oben).
2. Das rechte Bein gestreckt nach oben anheben. Den rechten Hüftknochen mit anheben, sodass das Becken nach rechts aufdreht. Das Standbein bleibt gestreckt.
3. Das rechte Knie beugen und weit nach oben schieben. Die rechte Ferse zieht zur linken Gesäßseite. Den Bewegungsablauf auf der anderen Seite wiederholen.

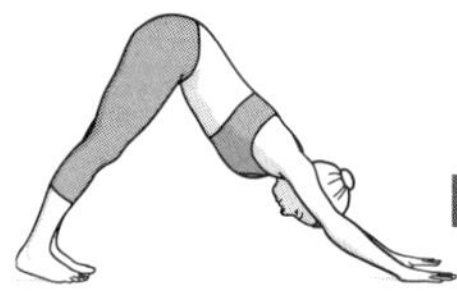

1

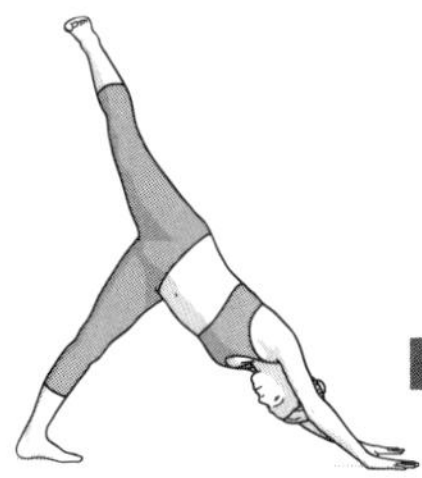

2

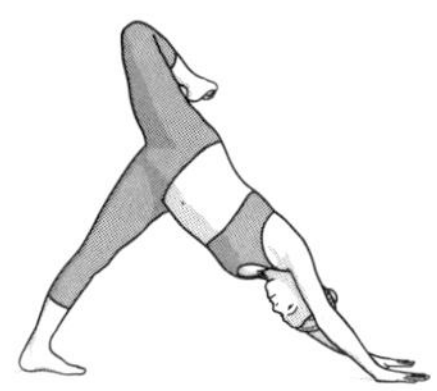

3

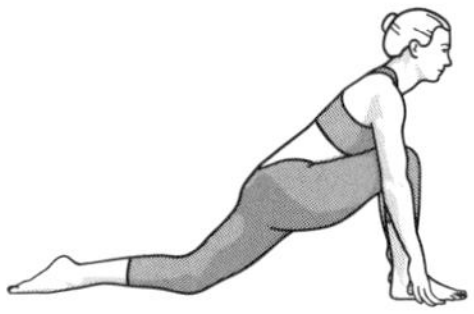
1

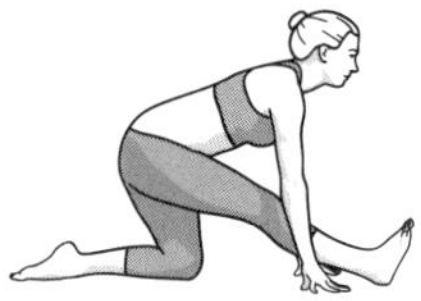
2

Pyramide

1. Im Vierfüßlerstand den rechten Fuß vorn zwischen die Hände stellen. Das rechte Knie beugen und nach vorn schieben. Das linke Knie bleibt am Boden. Der linke Hüftknochen sinkt nach unten. Den Oberkörper aufrichten.
2. Das rechte Bein strecken. Mit dem Gesäß nach hinten oben schieben. Die Ferse vorn aufstellen. Die Wirbelsäule in die Länge strecken. Mit dem Oberkörper zum rechten Bein absenken. Zwischen beiden Positionen hin und her fließen.

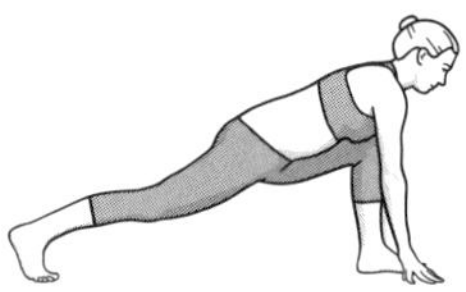
1

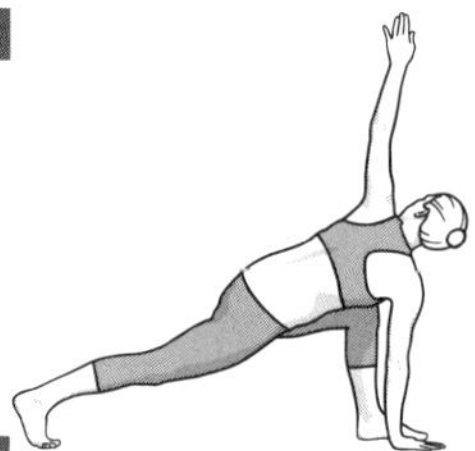
2

Ausfallschritt mit Rotation

1. Mit dem rechten Bein einen Ausfallschritt nach hinten machen. Die Hände neben dem linken Fuß abstützen. Das rechte Bein nach hinten strecken, die Zehen aufstellen. Das hintere Knie ist angehoben. Den Rücken strecken und die Schultern senken.
2. Die rechte Hand unter der rechten Schulter absetzen. Mit dem Oberkörper nach links aufdrehen und den linken Arm nach oben strecken. Die Bewegung fließend wiederholen.

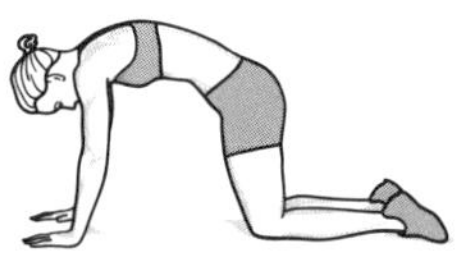
1

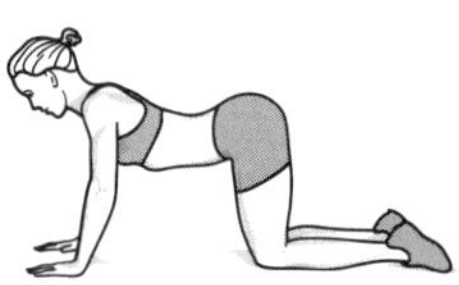
2

Katze und Kuh

1. Einen Vierfüßlerstand einnehmen. Den Rücken nach oben runden. Das Kinn zum Brustbein heranziehen. Mit den Händen in die Matte schieben. Den Bauchnabel weit nach oben ziehen. Das Becken einrollen, sodass die Sitzbeinhöcker zum Boden zeigen.
2. Die Wirbelsäule in ein sanftes Hohlkreuz strecken. Den Blick nach vorn oben richten. Die Schulterblätter aktiv zusammenziehen. Das Becken nach vorn kippen, sodass die Sitzbeinhöcker nach oben zeigen. Die Bewegung fließend wiederholen.

ÜBUNGEN FÜR DEN OBERKÖRPER
ÜBUNGEN FÜR DEN UNTERKÖRPER
AUSDAUERÜBUNGEN
BEWEGLICHKEITS- UND YOGAÜBUNGEN

Elefant durchs Nadelöhr aus dem Vierfüßlerstand

1. Einen Vierfüßlerstand einnehmen. Die Knie sind hüftbreit geöffnet, die Wirbelsäule ist gestreckt und stabil, der Blick zeigt nach unten auf die Matte.

2. Den linken Arm nach oben strecken und zur Seite aufdrehen.

3. Den linken Arm beugen und unter dem rechten Arm zur anderen Seite führen, bis die linke Schulter auf dem Boden aufliegt. Den linken Arm wieder strecken.

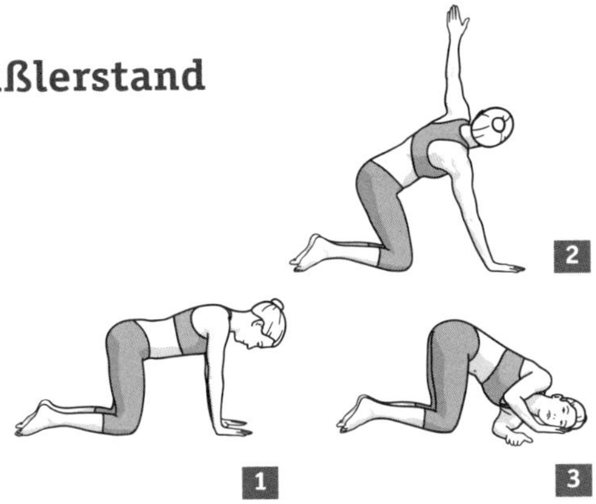

Elefant durchs Nadelöhr liegend

1. In Rückenlage die Füße ans Gesäß stellen, Schultern und Kopf auf der Matte ablegen.

2. Den linken Fuß mit der Außenseite auf den rechten Oberschenkel auflegen. Den linken Oberschenkel greifen und heranziehen. Das rechte Bein etwas nach rechts ziehen, um die Dehnung zu intensivieren.

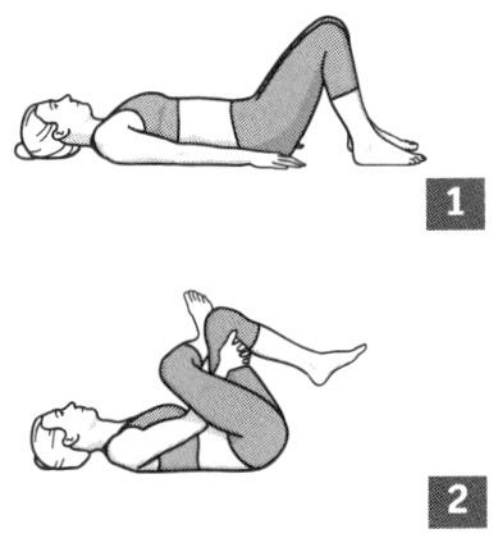

Kobra

1. In Bauchlage die Hände unterhalb der Schultern platzieren. Die Schulterblätter nach hinten zusammenziehen und den Oberkörper leicht anheben.

2. Die Schulterblätter nach hinten zusammenziehen. Den Rumpf weiter aufrichten. Die Matte mit den Händen gefühlt noch weiter nach hinten wegschieben, sodass sich das Brustbein mehr nach vorn anhebt.

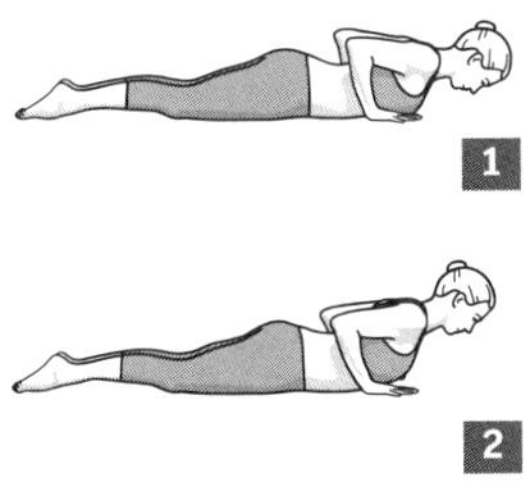

Happy Child

1. In der Rückenlage mit angezogen Beinen beginnen.

2. Die Knie etwas nach außen öffnen. Die Unterschenkel senkrecht nach oben stellen, sodass die Fußsohlen zur Decke zeigen. Mit Zeige- und Mittelfingern jeweils die großen Zehen der Füße umgreifen. Die Knie sanft in Richtung Boden schieben.

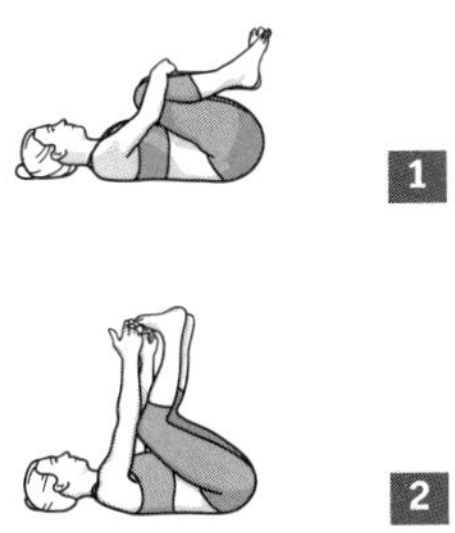

Fisch

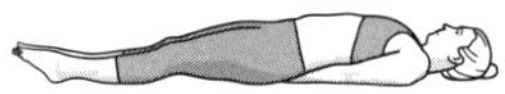

1

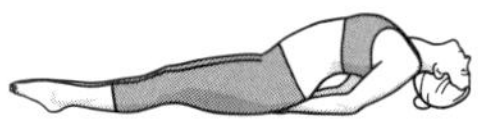

2

1. In der Rückenlage das Gesäß leicht anheben. Dabei die Hände mit dem Handrücken nach oben unter dem Gesäß ablegen. Gesäß auf die Hände absenken.
2. Den Oberkörper aufrichten und dabei die Unterarme fest in die Matte drücken, sodass die Oberarme nach oben kommen. Das Brustbein zur Decke richten und den Hinterkopf aufsetzen, sodass sich der gesamte Brustkorb öffnet und weitet.

Oberschenkeldehnung in der Bauchlage

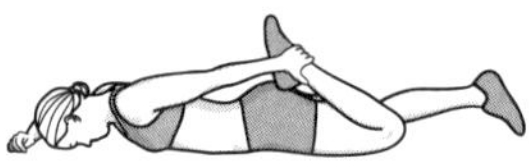

In der Bauchlage mit nach hinten abgelegten Beinen beginnen. Die rechte Hand unter die Stirn legen. Das linke Beine beugen und mit der linken Hand nach hinten zum gebeugten Bein greifen. Den linken Fuß greifen und die Ferse zum Gesäß ziehen. Die Oberschenkel bleiben dabei parallel ausgerichtet. Die Knie sind maximal schulterbreit geöffnet. Den Bauchnabel leicht nach innen ziehen, damit die Dehnung auf der Oberschenkelvorderseite deutlich zu spüren ist.

Knie liegend heranziehen

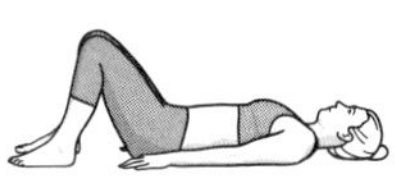

1

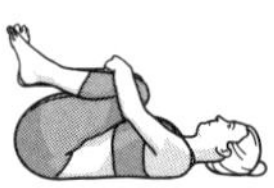

2

1. In Rückenlage die Füße ans Gesäß stellen. Schultern und Kopf auf der Matte ablegen.
2. Mit den Händen die Knie umgreifen und zum Oberkörper heranziehen. Mit dem Ausatmen die Beine etwas enger heranziehen und beim Einatmen wieder lösen.

Liegende Hüftdehnung

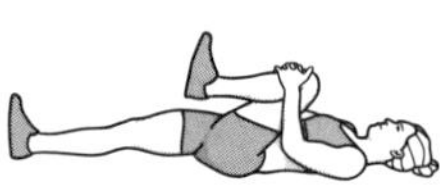

Aus der Rückenlage ein Bein anwinkeln, mit beiden Händen greifen und zum Oberkörper heranziehen. Ober- und Unterschenkel bleiben parallel zueinander. Das ausgestreckte Bein mit der Ferse wegschieben, sodass die Hüfte komplett gestreckt wird. Die Dehnung halten.

Dehnung der Beinrückseite

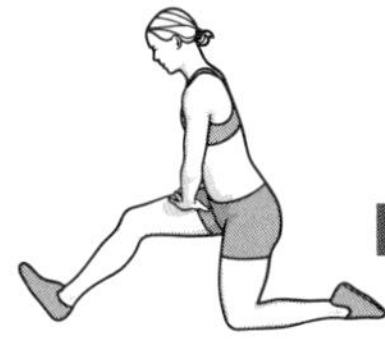
1

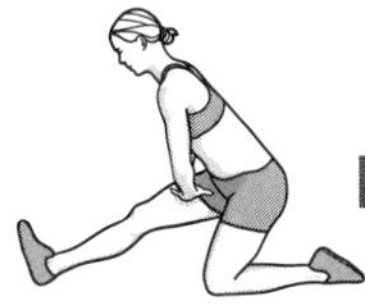
2

1. In einem Ausfallschritt das Gesäß nach hinten schieben, sodass das vordere Bein gestreckt wird. Vorn die Ferse aufstellen und die Zehen zum Schienbein heranziehen. Mit den Händen auf dem rechten Bein abstützen. Die Wirbelsäule aufrichten.
2. Den Oberkörper aus der Hüfte nach vorn neigen. Das vordere Bein noch mehr strecken. Die Wirbelsäule immer wieder bewusst lang strecken.

Oberkörperheben aus der Bauchlage

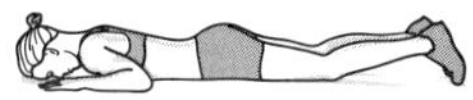
1

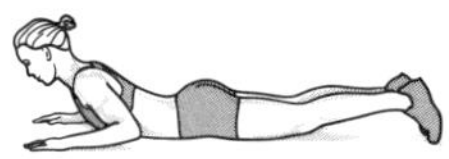
2

1. Auf den Bauch legen. Die Arme anwinkeln und die Hände seitlich der Schläfen platzieren. Die Schulterblätter sanft nach hinten zusammenziehen.
2. Die Schulterblätter bewusst nach hinten zusammenziehen. Die Matte mit den Händen wegschieben, sodass sich das Brustbein aufrichtet. Wieder ablegen und wiederholen.

Kindposition

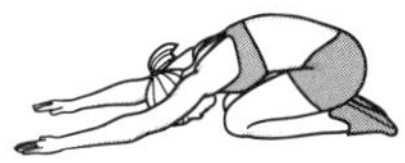

In einer knienden Position mit dem Gesäß auf die Fersen nach hinten absetzen. Die Fußrücken liegen flach auf dem Boden. Die Knie zeigen leicht nach außen. Den Oberkörper nach vorn absenken. Die Arme weit nach vorn ausstrecken. Mit den Fingerspitzen auf dem Boden nach vorn wandern. Die Stirn zum Boden bringen und den Rücken lang strecken.

Liegende Rotation

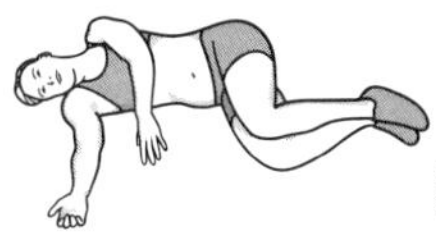
1

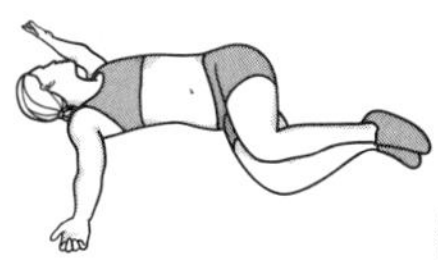
2

1. Aus der Rückenlage den ganzen Körper auf die rechte Seite drehen. Die Beine rechtwinklig beugen. Die Schultern und Arme liegen ebenfalls aufeinander.
2. Den linken Arm zur linken Seite öffnen und ablegen. Der gesamte Oberkörper dreht sich nach links mit, auch der Kopf folgt dieser Drehung. Die Beine bleiben aufeinander liegen, genauso wie das Becken nach rechts gedreht bleibt.

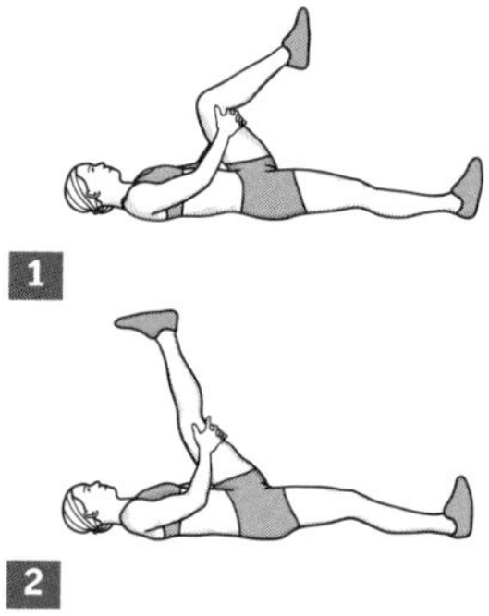

Beinrückseite federn

1. In der Rückenlage beginnen. Das rechte Bein lang gestreckt auf dem Boden ablegen. Das linke Bein angewinkelt zum Oberkörper heranziehen.
2. Das linke Bein nach oben strecken. Die Ferse zeigt nach oben zur Decke. Das gestreckte Bein mit kleinen, federnden Bewegungen immer wieder zum Oberkörper heranziehen.

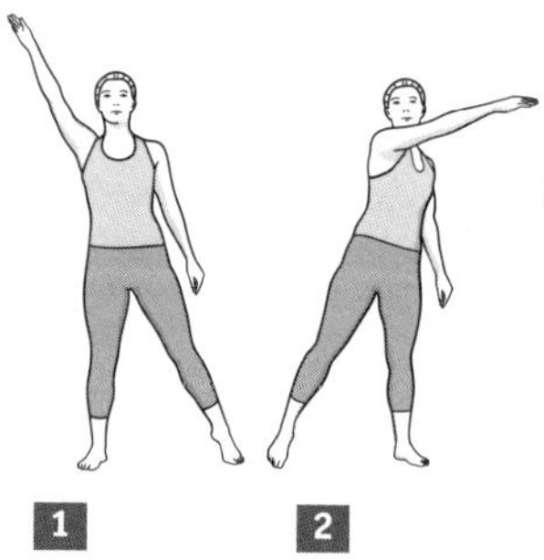

Armschwingen vor dem Körper

1. In einem aufrechten, breiten Stand beginnen. Den rechten Arm seitlich anheben. Das Gewicht auf das rechte Bein verlagern. Diagonal nach rechts oben in die Länge strecken.
2. Den Arm vor dem Körper in die entgegengesetzte Seite schwingen. Das Gewicht auf das linke Bein rüber verlagern. Der Arm schwingt anschließend über den gleichen Weg zurück nach rechts oben. Die Bewegung wiederholen, sodass der Arm ins Pendeln kommt. Die Pendelbewegung nach und nach vergrößern. Die Beine locker und elastisch mitbewegen, um die Schwungbewegung zu unterstützen.

Übungsregister